savoir respirer pour mieux vivre

collection

santé naturelle

DANS LA MÊME COLLECTION

Jean-Paul Allaux : **Le Cœur en forme !**
Dr Jacques Amoyel : **La Médecine manuelle.**
Dr Léon Bence et Max Méreaux : **Guide pratique de musicothérapie.**
Jacqueline Blary et Sylvie Rosenberg : **L'écran sans le stress.**
Louis de Brouwer : **L'Art de rester jeune.**
Daniel Chernet : **Les Protéines végétales.**
Jean-Luc Darrigol : **Le Miel pour votre santé.**
Jean-Luc Darrigol : **Les Céréales pour votre santé.**
Jean-Luc Darrigol : **Traitements naturels de la constipation.**
Jean-Luc Darrigol : **Santé et beauté de vos cheveux.**
Dr Louis Donnet : **Les Aimants pour votre santé.**
Gérard Edde : **Manuel pratique de digitopuncture.**
Gérard Edde : **Les Couleurs pour votre santé.**
Gérard Edde : **Ginseng et plantes toniques.**
Gérard Edde : **La Médecine ayur-védique.**
Georges Faure : **Les Métaux pour votre santé.**
Georges Faure : **Les Relaxations sensorielles.**
Louis Faurobert : **Vos enfants en pleine forme !**
Louis Faurobert : **En forme après 60 ans.**
Louis Faurobert : **Jeune et belle après 40 ans !**
Pierre Fluchaire : **Bien dormir pour mieux vivre.**
Henri-Charles Geffroy : **L'Alimentation saine.**
Vincent Gerbe : **Votre potager biologique.**
Vincent Gerbe : **Initiation au végétarisme.**
Dr Marc Hustache : **Le Sport au naturel.**
Drs Gérard Katz et Alain Maurin : **Santé et thermalisme.**
Jean-Pierre Krasensky : **Massage réflexe des pieds.**
José Lefort : **Traitements naturels de la douleur.**
Dr Jean Léger : **Hygiène et santé des dents.**
Dr René Lacroix : **Savoir respirer pour mieux vivre.**
B. Legrais et G. Altenbach : **Santé et cosmotellurisme.**
Dr Francis Lizon : **L'Homéopathie pour le chien, le chat et le cheval.**
Thierry Loussouarn : **Initiation au Yoga.**
Dr J.-C. Marchina : **Santé et beauté de votre peau.**
Désiré Mérien : **Les Clefs de la nutrition.**
Désiré Mérien : **Caractère, forme et santé.**
Jacques Mittler : **Introduction à la macrobiotique.**
Gilles Orgeret : **Mon dos... une histoire d'amour !**
Dr André Passebecq : **L'Argile pour votre santé.**
Dr André Passebecq : **La Santé de vos yeux.**
Dr André Passebecq : **Traitements naturels des affections respiratoires.**
Dr André Passebecq : **Traitements naturels des affections circulatoires.**
Dr André Passebecq : **Traitements naturels des troubles digestifs.**
Dr André Passebecq : **Rhumatismes et arthrites ; traitements naturels.**
Dr André Passebecq : **Maladies des reins, vessie, prostate.**
Dr André Passebecq : **Maladies des oreilles et surdité.**
Dr Jean-Louis Poupy : **Manuel pratique de moxibustion.**
Martine Rigaudier : **330 Recettes végétariennes.**
Martine Rigaudier : **Recettes et menus végétariens pour les 4 saisons.**
Guy Roulier : **La Santé au féminin.**
André Roux : **Introduction à l'iridologie.**
Dr J.-E. Ruffier : **Gymnastique quotidienne.**
Dr J.-E. Ruffier : **Traité pratique de massage.**
Alain Saury : **Manuel diététique des fruits et légumes.**
Joël Savatofski : **Le Massage douceur.**
Jean de Sillé : **Des plantes pour vous guérir.**
Nicole Walthert : **La Marche, source de santé.**

Docteur René Lacroix

savoir respirer pour mieux vivre

Pas de vie sans respiration !
Cours complet de rééducation respiratoire avec exercices pratiques

45e mille

Editions Dangles

18, rue Lavoisier
45800 ST-JEAN-DE-BRAYE

LAVOISIER, Antoine, Laurent, né à Paris en 1743. Guillotiné en 1794. Esprit universel, il était *astronome, géologue, économiste, chimiste* et *physiologiste*. Membre de l'Académie des Sciences à 25 ans. Fermier général. Député aux Etats-Généraux en 1789. Nommé Secrétaire de la Trésorerie, il propose un plan de perception des impôts.

Chimiste, il étudie la composition de l'air, l'analyse et le reconstitue en mélangeant à nouveau les deux gaz qu'il venait d'isoler. Il étudie la *cristallographie* et démontre que le diamant est du carbone pur. Son œuvre de *physiologie* est immortelle : le premier, il démontre que la respiration consiste en une absorption d'oxygène et une émission d'acide carbonique. Il établit le quotient respiratoire, étudie l'influence du travail musculaire sur les combustions. Il assimile la fonction respiratoire à une *combustion*. Il étudie un autre chapitre de la physiologie : la chaleur du corps humain, sa régulation, ses sources, et imprègne toutes ces notions essentielles de son *génie*.

Les travaux de physiologie de Lavoisier serviront, plus tard, de base aux premières études de Pasteur.

(Photo Giraudon)

———————→

ISSN : 0180-8818
ISBN : 2-7033-0059-X

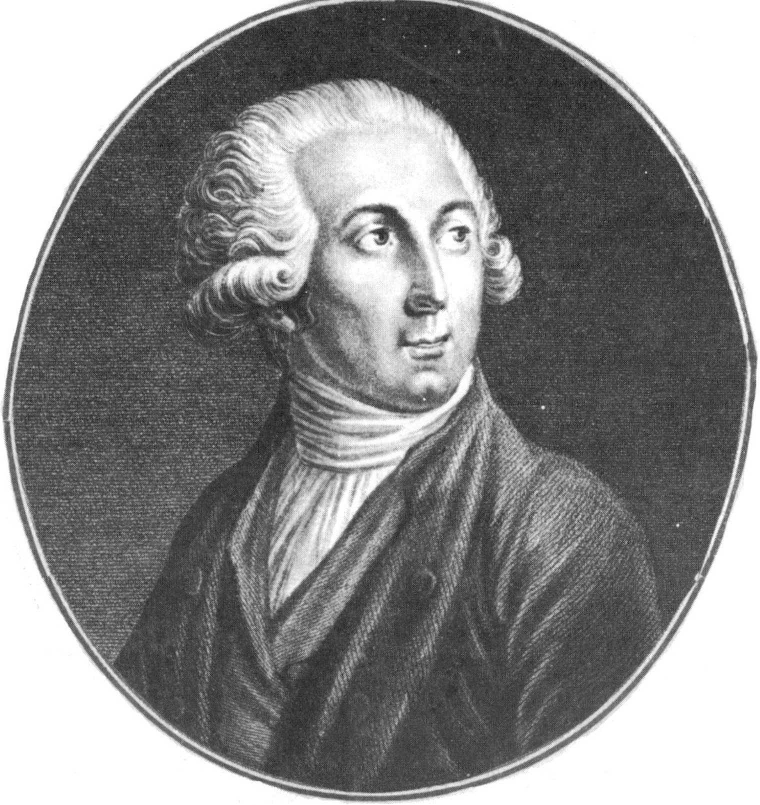

LAVOISIER

Introduction

« Se connaitre donc, c'est le premier devoir et c'est même un devoir social, car, nous connaissant, nous épargnerons aux autres bien des ennuis ; ennuis que nous leur créons par de faux raisonnements, par des exigences excessives ou par des bouffées d'orgueil. »
Frédéric SAISSET

1. L'asphyxie respiratoire

De toutes les grandes fonctions qui assurent la vie, la respiration est, avec la circulation, sans aucun doute, la plus importante. Durant le sommeil notre système nerveux est inactif, notre tube digestif fonctionne à peine et peut ne pas fonctionner du tout. L'homme peut vivre plusieurs jours, et de nombreux jours, s'il se soumet à un entraînement spécial, sans manger et sans dormir. Il ne saurait vivre cinq minutes sans respirer. **Pas de vie sans respiration.**

Or, il semble bien que la fonction respiratoire soit en même temps et la plus méconnue et la plus négligée.

C'est ainsi qu'il est une évidence physiologique, d'importance considérable dans l'état de santé et dans celui de maladie, vérité inconnue sur laquelle on n'insistera jamais assez : *la fonction respiratoire est, de toutes les grandes fonctions de notre organisme, la seule sur laquelle notre volonté ait une action.*

L'éducation de la respiration, les bienfaits immédiats et lointains que l'individu en peut retirer doivent, selon nous, constituer *la partie la plus importante de la culture physique.*

Les conditions de la vie moderne ont une puissante action sur le système nerveux de nos contemporains. Certes le progrès a offert des améliorations précieuses dans le domaine de la vie pratique, mais il a, par ailleurs, causé de graves perturbations et dans la santé physique et dans la santé morale de bon nombre d'individus.

La pratique médicale quotidienne nous donne le droit d'être étonné de la *fréquence considérable des troubles nerveux* que la vie moderne provoque chez les individus, fréquence dont l'augmentation progressive, d'après des travaux récents, ne laisse pas que d'être angoissante.

Fervent culturiste, nous avons pensé qu'il était de bonne médecine, pour des raisons qu'on développera, de conseiller à nos consultants une culture physique adaptée à l'âge, au sexe et aux possibilités physiologiques de chacun.

Culture physique, certes, mais *surtout culture respiratoire*. Selon nous, le but de la culture physique pratique n'est pas de faire de chacun de nous un athlète d'envergure impressionnante, entraîné pour des sports violents, pour des compétitions sportives épuisantes.

2. Le triple rôle de la culture physique

Selon nous, *la culture physique* qu'un médecin peut conseiller *doit atteindre trois buts :*

1) But physique : certes la culture physique permet d'obtenir un développement harmonieux du corps, avantage qui n'est pas à dédaigner ; mais le but physique essentiel est le brassage, le massage interne des viscères, dont le résultat est la santé physique.

2) But respiratoire : les avantages du « savoir respirer » sont immédiats et considérables. Or, que nous prouve la pratique médicale ? *Le nombre des individus qui ne savent pas respirer, qui n'ont aucune idée de ce qu'est la respiration, de la souplesse de cette fonction, de son importance considérable, est incroyablement élevé.* Voici le second but physique essentiel de la culture physique, *savoir respirer,* enseignement négligé même dans des salles de culture physique bien dirigées, même de la part de professeurs instruits. Dans cet ouvrage, chaque fois que nous écrirons :

culture physique nous entendrons autant gymnastique respiratoire que mouvements physiques. *Cette éducation de la respiration* est d'une importance telle que *nous n'avons pas hésité à lui donner la prédominance sur tous les autres chapitres de cet ouvrage* et à prendre le *résultat* de cette éducation : *savoir respirer,* comme *titre* de cette étude.

3) But moral : acquisition du *calme* physique, générateur du calme moral ; science du *repos,* si nécessaire pour toutes nos forces ; faculté de *réagir,* arme précieuse qui existe en chacun de nous mais trop souvent à l'état rudimentaire, sont les bienfaits de la culture physique et de la gymnastique respiratoire.

Maintes fois nous avons constaté de rapides améliorations, le retour à l'équilibre, donc à la santé, chez des sujets inquiets, démoralisés, neurasthéniques, prêts souvent aux pires éventualités, sujets qui n'étaient que des *surmenés-intoxiqués,* ignorant les bienfaits de l'aération physiologique, du travail musculaire et de la force psychique qui en est la conséquence. *Toute bonne culture physique doit être un bienfait moral.*

Le médecin moderne doit, sans cesse, avoir pour principe : *aérer, désintoxiquer.* De manière générale, nous mangeons trop et, au point de vue musculaire, nous ne brûlons pas assez. Sédentarité de la plupart des professions ; surmenage psychique et moral dans le cabinet ; sortir, c'est s'engouffrer dans une automobile ou un moyen de transport. Air toxique des villes, par les essences d'automobiles qui y circulent, par les usines ; intoxication par le bruit.

En résumé : mauvaise carburation + mauvaise ventilation = auto-intoxication. Nous sommes tous des *asphyxiés physiologiques.*

L'importance de la gymnastique respiratoire, de la culture physique, découle tout naturellement de ces constatations évidentes, dont un chacun peut fournir maintes preuves.

3. Le bienfait moral de la culture physique

Dans cet ouvrage nous serons sans cesse sur les lisières du physique et du moral, trouvant ici l'explication physiologique d'une attitude intellectuelle, touchant là, du doigt, sur le *corps* du malade, une amélioration physique née d'une réaction morale. Banalité, certes, que de parler des connexions du physique et du moral ; vérité essentielle cependant, que nous devons souvent expliquer à nos consultants pour susciter une stable et rapide guérison.

Il nous a paru nécessaire d'exposer, avec quelque détail, *l'anatomie* de l'appareil respiratoire, puis sa *physiologie,* enrichie considérablement par de très belles découvertes contemporaines. Nous envisagerons les améliorations physiques produites par la gymnastique respiratoire et la culture physique : *sangle abdominale, amélioration d'états hépatiques, repos physique,* puis les améliorations psychiques : *repos moral,* culture de la faculté de *réagir,* de *l'attention,* du *caractère.* On peut envisager, pour la clarté de l'exposé, la division en améliorations physiques, améliorations morales. Division très arbitraire : en pratique, toutes ces forces sont intimement unies pour réaliser la culture humaine.

4. Notre capital-santé de demain

Nous vivons dans *un monde nouveau.* Il nous faut adopter un genre de vie qui nous offre l'équilibre physique et psychique. Nous assistons actuellement à une révision de toutes les valeurs. Voici une *certitude :* pour notre demain, le *capital santé,* santé physique, santé morale qui en est la conséquence, *sera le plus stable, le plus productif.*

Voici un ouvrage *pratique,* car dicté par vingt-cinq ans d'observations en clientèle. Ses deux derniers chapitres sont l'un de *gymnastique respiratoire,* simple, facile, proposant des mouvements efficaces, et l'autre de *gymnastique morale, de culture humaine* rendue facile par *l'aération psychique* résultat du jeu musculaire.

Cet ouvrage est un résumé de constatations simples et efficaces : nous les offrons, convaincu qu'elles seront pour beaucoup un guide utile dans l'inconnu de leur être, un guide utile pour vivre un demain calme et fructueux grâce à la connaissance d'une *force trop méconnue, que chacun porte en soi* : SAVOIR RESPIRER.

CHAPITRE I

Savoir respirer

« La restauration de l'homme dans l'harmonie de ses activités physiologiques et mentales changera l'univers. Car l'univers modifie son visage suivant l'état de notre corps. Les dimensions de l'univers grandiront nécessairement avec la force de nos activités organiques et mentales. »

Dr Alexis CARREL, *L'Homme, cet inconnu*

1. L'action de la volonté

Savoir respirer doit être le but principal et le résultat immédiat de la culture physique. Il est permis de considérer qu'il doit exister deux cultures physiques : celle qui prépare aux sports de compétition, sévère, aux leçons parfois longues et pénibles ; celle de l'homme ou de la femme surmenés, déprimés parce qu'intoxiqués, culture physique régulière, mais douce, dépurative et où les mouvements de *gymnastique respiratoire* tiendront autant de place que les mouvements des membres, du tronc ou de la sangle abdominale.

Voici bien l'appareil respiratoire, important déjà par son volume et son poids, beaucoup plus important encore par sa physiologie ainsi que nous le démontrerons. L'arrêt de la fonction respiratoire entraîne peu à peu celui des autres fonctions vitales et aboutit rapidement à la mort.

Or il faut dégager et répandre cette *notion capitale :* **de toutes les grandes fonctions physiologiques de notre organisme, la respiration est la seule qui soit sous la dépendance de la volonté.**

Alors que notre volonté ne peut rien sur les mouvements péristaltiques de l'intestin, sur la sécrétion du foie, sur celle des glandes endocrines, alors qu'elle est tout aussi impuissante à modifier les battements du cœur et des artères, notre volonté, par contre, a une action étendue, souple, sur la respiration.

Cette action de la volonté sur la respiration est triple :

1) Elle modifie *sa fréquence.* Normalement, il y a 12 à 16 respirations par minute. Nous pouvons, quand il nous plaît, respirer brièvement et plus vite qu'à la normale, ou bien, au contraire, amplement et lentement, cela durant le temps que nous jugeons convenable.

2) Elle modifie *son rythme.* Normalement il y a un certain équilibre entre le temps de l'inspiration et celui de l'expiration. Nous pouvons accomplir des inspirations longues avec expirations courtes, ou l'inverse.

3) Enfin, et surtout, la volonté peut, durant un nombre important de secondes, *suspendre totalement la fonction respiratoire,* comme nous le faisons, par exemple, lorsque nous traversons une atmosphère nauséabonde ou toxique. Puissant pouvoir, dont on connaît peut-être l'importance dans certaines circonstances, dans certains sports, la natation par exemple, mais dont on estimera plus loin toute l'étendue dans le traitement radical de phénomènes pathologiques parfois angoissants. Modifiée directement par la volonté, la respiration l'est encore, *indirectement,* par le système musculaire volontaire.

Les muscles de la sangle abdominale, ainsi que nous le verrons, interviennent d'importante manière dans la respiration, surtout dans l'expiration. Ainsi les mouvements de la sangle abdominale, si négligés dans la vie courante, sont liés directement à la respiration.

2. La méconnaissance de la fonction respiratoire

Voici donc une fonction qui a une action directe sur notre santé physique et morale, que notre volonté peut modeler de bien des manières : *or la pratique médicale fournit, tous les jours, maintes preuves de la méconnaissance de la fonction respiratoire,* de l'ignorance de son rôle

Coupe antéro-postérieure
de la Tête, du Thorax et de l'Abdomen

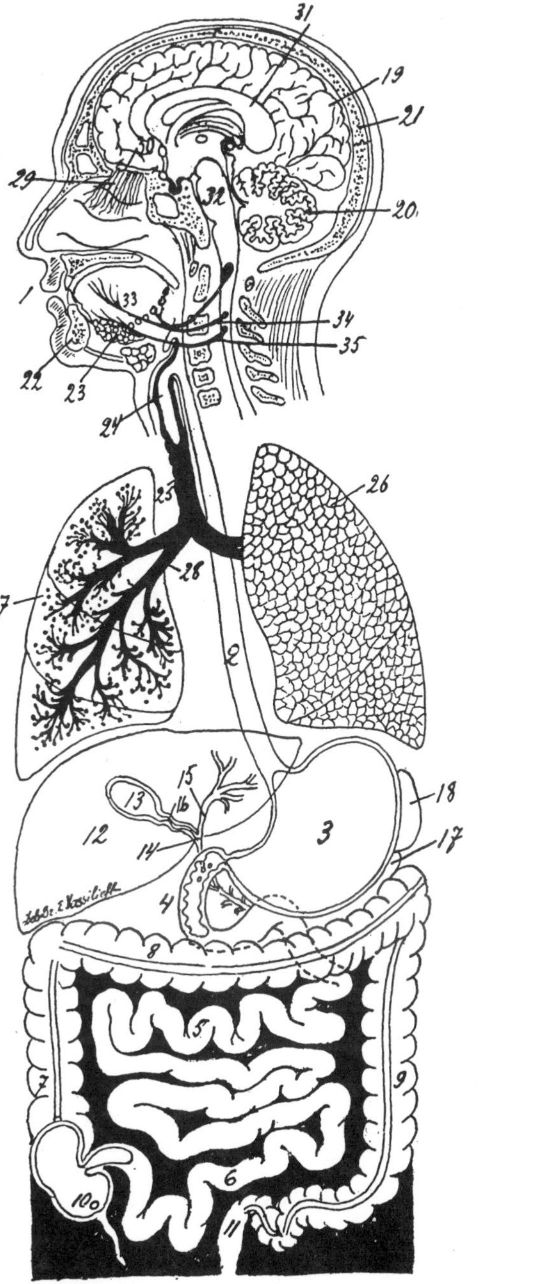

1. La bouche.
2. L'œsophage.
3. L'estomac.
4. Le duodénum.
5. Le jéjunum.
6. L'iléon.
7. Le côlon ascendant.
8. Le côlon transversal.
9. Le côlon descendant.
10. L'appendice.
11. Le rectum.
12. Le foie.
13. Vésicule biliaire.
14. Canal cholédoque.
15. Canal hépatique.
16. Canal cystique.
17. Pancréas.
18. Rate.
19. Cerveau.
20. Cervelet
21. Os du crâne.
22. Maxillaire inférieur.
23. Glande sous-linguale.
24. Larynx.
25. Trachée.
26. Poumon gauche entier.
27. Poumon droit en coupe.
28. Bronches.
29. Nerf olfactif.
30. Bulbe olfactif.
31. Corps calleux.
32. Bulbe.
33. Langue.
34. Nerf du goût.
35. Nerf moteur de la langue.

essentiel dans la vie normale ainsi qu'au cours des maladies, des bienfaits qu'on en peut retirer.

Pénible constatation : le nombre des personnes qui ne savent pas respirer est incroyablement élevé. Jamais rappel de notions élémentaires n'a paru plus nécessaire. Tous les jours le médecin, dans son cabinet, doit expliquer à des clients, souvent cultivés, les deux temps de la respiration, définir inspiration et expiration, démontrer leur souplesse, expliquer les nombreuses interventions possibles de la volonté, les résultats immédiats.

Cependant le problème est plus complexe et plus intéressant encore.

3. L'influence physiologique de la respiration

Le fonctionnement de nos viscères est régi par deux systèmes nerveux antagonistes, indépendants du système nerveux volontaire : *le vague, le sympathique.*

Dans le chapitre d'anatomie, *nous insisterons* sur les très étroites connexions de l'arbre respiratoire avec ces deux systèmes. La pathologie fournit encore des exemples nombreux et indiscutables ; un seul, la vagotonie ou hyperexcitation du vague, joue un grand rôle dans la composition de la crise d'asthme.

Le fonctionnement respiratoire a une action toujours importante, souvent directe, sur les troubles fonctionnels cardiaques. Le sympathique est le nerf excitateur du cœur. Son hyperfonctionnement entraîne : palpitations, extrasystoles, pouls rapide, parfois irrégulier, vertiges, maux de tête, éblouissements.

Or voici *un fait capital :* **un arrêt un peu prolongé — dix secondes par exemple — entre une inspiration profonde et une expiration prolongée a une action freinatrice directe, immédiate, sur le sympathique, sur le fonctionnement du cœur.** La palpation du pouls durant cette épreuve le prouve de façon formelle : on constate nettement un ralentissement.

4. Utilisation pratique de la fonction respiratoire

La pathologie est remplie d'exemples qui prouvent l'importance qu'il y a à savoir respirer : ainsi dans les maladies aiguës, le malade qui saura respirer amplement diminuera sa dyspnée et oxygénera davantage son arbre respiratoire, dont la résistance sera augmentée d'autant. Nous possédons la très belle observation d'une jeune femme atteinte de double pneumonie grippale, et dont la guérison fut assurée, certes en grande partie, grâce à un arsenal thérapeutique moderne et complet, mais aussi grâce à un excellent fonctionnement de l'arbre respiratoire que possédait cette jeune femme, sportive, et d'un optimisme inébranlable.

Les médecins spécialistes de la *tuberculose* connaissent bien toute l'importance du « savoir respirer » dans la cure sanatoriale de cette maladie : certains séparent les tuberculeux en deux catégories : *ceux qui savent respirer* et *ceux qui ignorent cet art*. Chez ces derniers le pronostic est plus sombre.

Deux exemples encore, choisis parmi ceux que fournit la pratique quotidienne, et ils sont nombreux.

La **ptose gastrique** est d'une fréquence considérable, sans doute par les nombreuses causes de fatigue qu'engendre la vie moderne. Les spécialistes signalent les excellents effets de la gymnastique respiratoire dans cette affection : ici on vise à rééduquer le diaphragme et la tonicité reconquise de ce muscle aide puissamment au relèvement gastrique.

La **petite anxiété** conduit à nos cabinets de consultation bien des malheureux ; soit anxiété seule — et nous ne visons ici que la petite anxiété, observée chez des sujets surmenés, déséquilibrés, présentant la constitution hyperémotive de Dupré — soit anxiété associée à la mélancolie (mélancolie anxieuse) ou parfois à des troubles organiques (troubles hépatiques, endocriniens). La culture physique, respiratoire, modérée, surveillée, produit d'excellents résultats. On peut attribuer l'amélioration qui en résulte à une *meilleure oxygénation des centres nerveux.*

5. L'ampleur de la culture physique

La gymnastique respiratoire produit encore d'heureux effets chez les cellulitiques, migraineux. Son résultat immédiat est d'augmenter l'activité des échanges chimiques, d'accélérer les combustions, donc la désintoxication.

Le traitement des algies névropathiques consiste surtout à donner la confiance au malade, à le rééduquer. La culture physique et la gymnastique respiratoire, tout en dépurant l'organisme, ont l'heureux résultat de détourner l'attention du malade de ses douleurs.

Que d'exemples pourrait-on accumuler encore, tirés de la physiologie normale, de la pathologie courante !

N'oublions pas qu'à l'intérieur de notre corps une vaste coupole musculaire sépare l'étage thoracique, respiratoire, de l'étage abdominal, digestif, que les contractions du diaphragme agissent simultanément sur deux fonctions vitales essentielles. Ainsi comprend-on toute *l'ampleur* de la *culture physique :* développement harmonieux des muscles des membres, constitution d'une bonne sangle abdominale, certes, mais encore *éducation de la respiration,* et surtout : *culture humaine.*

CHAPITRE II

Anatomie des poumons

« Pour être maître des circonstances, il faut être maître des hommes. Pour être maître des hommes, il faut être maître de soi, pour être maître de soi, il faut développer ses points faibles. »

Dr Victor PAUCHET, *Le Chemin du Bonheur.*

Sous le nom d'organes de la respiration on entend, successivement et de haut en bas : le *larynx,* la *trachée,* les *poumons,* les *bronches,* les *ramifications bronchiques,* leurs *culs-de-sac terminaux,* enfin les *plèvres.*

En réalité l'appareil respiratoire comporte, en plus, les cavités des fosses nasales et la cavité buccale. Mais leur description précise serait, ici, sans intérêt, car ces cavités ne servent que de passage à l'air extérieur. Certes nez et bouche jouent un rôle important dans le mécanisme de la respiration : on sait combien, chez l'enfant, les polypes naso-pharyngiens et l'hypertrophie des amygdales peuvent gêner mécaniquement la respiration. Mais ce qui nous intéresse surtout dans *savoir respirer,* c'est la désintoxication physique, l'aération morale, donc la physiologie de la respiration, qui se produit *non à l'entrée,* mais *dans le fond* de l'arbre creux respiratoire.

1. Le larynx

De même le *larynx,* organe différencié en vue de la production de la voix, n'est, au point de vue respiratoire, qu'un simple conduit de passage.

Placé au niveau de la région moyenne du cou sous l'os hyoïde, devant la colonne vertébrale, ce conduit présente une hauteur de 7 centimètres et un diamètre antéro-postérieur de 3 centimètres, chez l'homme.

La cavité intérieure du larynx présente deux paires de replis saillants d'avant en arrière, les uns au-dessus des autres : ce sont les *cordes vocales,* supérieures et inférieures. Elles limitent trois étages : l'étage supérieur, ou vestibule du larynx, l'étage moyen, avec deux diverticules latéraux : les ventricules de Morgagni, l'étage inférieur, cylindroïde qui surplombe la cavité trachéale. On nomme *glotte* non pas un organe ainsi qu'on le croit communément, mais l'espace virtuel, la fente antéro-postérieure située entre les deux cordes vocales inférieures.

2. La trachée

La *trachée* fait directement suite au larynx et, avec cet organe, nous abordons les voies respiratoires proprement dites. C'est un long tube cylindrique mesurant en hauteur douze centimètres. Ce tube est arrondi dans sa moitié antérieure, aplati dans sa moitié postérieure. Son diamètre transversal est de 18 millimètres et son diamètre antéro-postérieur de 14 millimètres. Ce tuyau présente deux dépressions, l'une supérieure, due au corps thyroïde, l'autre inférieure, due à la crosse de l'aorte.

La direction de la trachée est verticale et de plus en plus profonde. Dans sa moitié supérieure elle est plus près des téguments que dans sa moitié inférieure. Elle est formée d'anneaux cartilagineux dont le nombre est de 16 à 20, dont la hauteur est de 5 millimètres et l'épaisseur de 3 millimètres. Ces anneaux sont réunis par une épaisse membrane fibreuse cylindrique qui les joint de façon intime et joue le rôle d'un véritable ligament.

La trachée *voisine avec des organes très importants.* En avant d'elle sont le thymus, le sternum et des vaisseaux de gros calibre : tronc artériel brachéo-céphalique et carotide primitive gauche.

Derrière la trachée est l'œsophage. La trachée déborde un peu sur la droite le conduit alimentaire. Latéralement sont les plèvres : à gauche passent encore le nerf récurrent gauche et la crosse de l'aorte ; à droite : une veine très importante : la grande azygos.

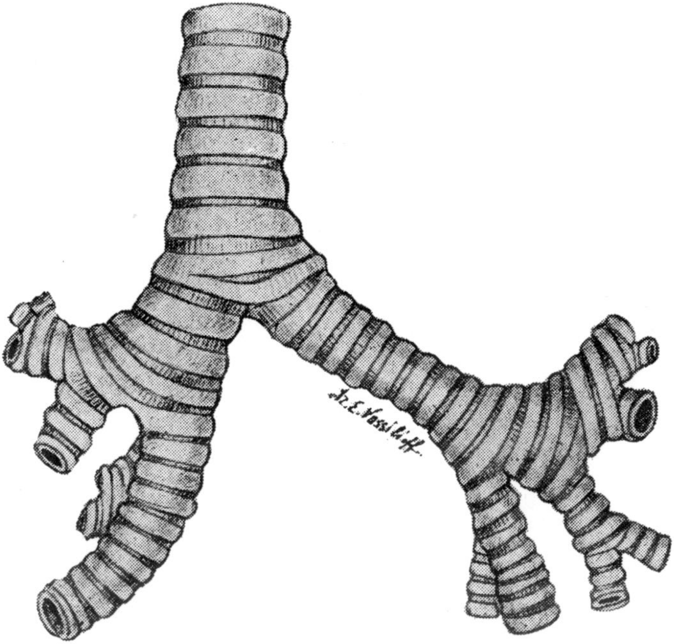

Bifurcation trachéale

La bronche droite, presque verticale, continue la direction de la trachée ; la bronche gauche est presque horizontale.

3. Les poumons

Les deux poumons, logés dans les sacs pleuraux, occupent la plus grande partie du thorax. La coupole horizontale du diaphragme les isole de la cavité abdominale. Les deux poumons sont séparés l'un de l'autre par une loge médiane, le *médiastin,* qui contient de gros vaisseaux et des nerfs importants.

Chaque poumon forme un vaste cône dont le sommet supérieur est arrondi, la face externe convexe, la face interne concave et la face inférieure, concave également, pour épouser la convexité diaphragmatique. Le diamètre vertical est de 25 à 28 centimètres. Le diamètre antéro-postérieur augmente de haut en bas et présente 16 centimètres dans sa plus grande dimension. Le poids moyen des deux poumons est de 1 400 grammes.

Des scissures séparent chaque poumon en lobes. Deux scissures au niveau du poumon droit limitent, de haut en bas, trois lobes. Une seule scissure à gauche, d'où deux lobes.

4. Les deux grosses bronches

A la hauteur de la troisième ou quatrième vertèbre dorsale, la trachée se divise en les *deux grosses bronches*. Une saillie cartilagineuse, l'éperon trachéal, va dans la lumière de la trachée, diriger l'air à droite et à gauche.

Les deux grosses bronches se dirigent vers le bas, l'une à droite, l'autre à gauche, pour s'enfoncer dans l'intérieur des poumons au niveau d'une région nommée *hile*. La bronche droite est rectiligne, longue de trois centimètres, d'un diamètre de 18 millimètres. La bronche gauche est convexe, plus longue (5 cm), mais plus étroite (12 mm). La bronche droite semble continuer la direction de la trachée, aussi est-ce dans cette bronche que se précipitent volontiers les corps étrangers des voies aériennes supérieures.

La bronche droite répond, en arrière, à la grande veine azygos, dont la crosse contourne bientôt son bord supérieur pour se jeter dans la veine cave supérieure : celle-ci est située devant la bronche droite. Derrière la bronche droite passe aussi le nerf pneumogastrique droit.

La bronche gauche est entourée sur ses faces antérieure, supérieure et

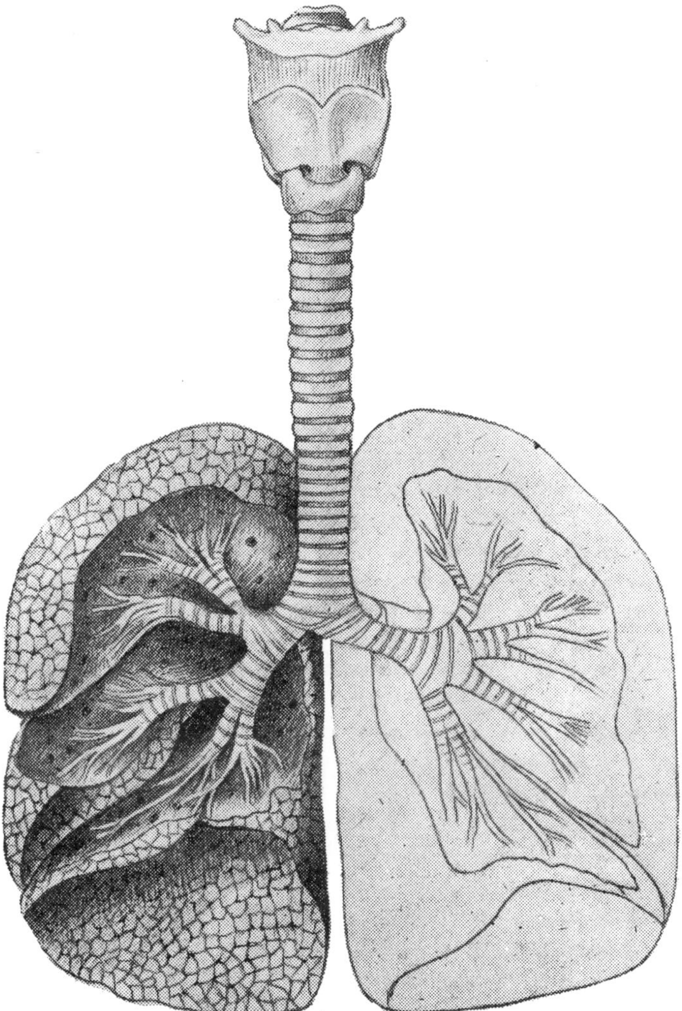

Ensemble de l'Appareil respiratoire

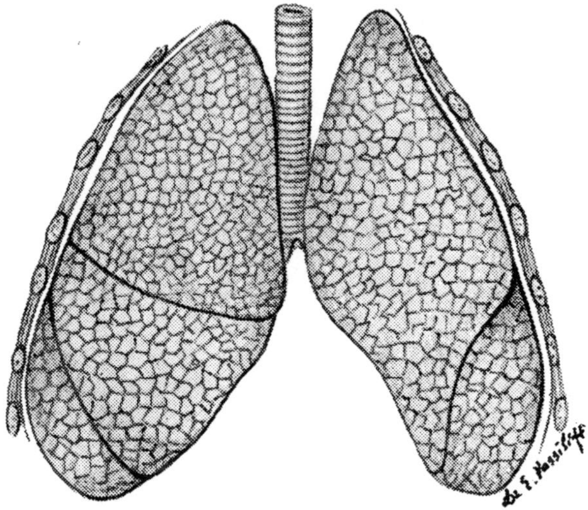

Les Scissures pulmonaires
Deux à droite ; une à gauche. Trois lobes à droite ; deux à gauche.

postérieure par la crosse aortique. Derrière la bronche gauche, passe le nerf pneumogastrique gauche.

Ces rapports sont d'importance considérable.

En effet, physiologiquement, les deux nerfs pneumogastriques sont les nerfs modérateurs des battements du cœur. Ils sont donc collés contre les deux principales branches de l'arbre respiratoire et ce rapport anatomique explique l'action des larges inspirations dans les tachycardies.

5. Les hiles

On nomme *hiles* les régions du poumon où pénètrent les éléments du pédicule pulmonaire : bronches avec leurs artères et leurs veines, vaisseaux pulmonaires, lymphatiques, nerfs et ganglions. Les hiles sont situés environ à la partie moyenne de la face interne du poumon. Le hile gauche a la forme d'une raquette, le hile droit est à peu près quadrangulaire.

6. Les ramifications bronchiques

Les ramifications bronchiques se font à partir de la bronche souche intrapulmonaire d'Aeby, bronche principale qui continue, dans le poumon, le trajet de la grosse bronche extra-pulmonaire. Cette bronche souche se dirige obliquement de haut en bas, de dedans en dehors et d'avant en arrière. Elle diminue de calibre au fur et à mesure qu'elle se dirige vers la base des poumons.

De cette bronche souche se détachent, non à angle droit, mais à angle obtus, des bronches de plus en plus petites et de plus en plus ramifiées. La dénomination d'arbre pulmonaire est une image exacte. Les ramifications bronchiques, nombreuses, sont irrégulières, varient à l'infini d'un côté à l'autre et d'un individu à l'autre.

Après de multiples divisions la bronche aboutit au *lobule pulmonaire*.

7. Lobule pulmonaire

Le poumon est dissociable en une infinité de segments indépendants nommés lobules. Du volume moyen d'un centicube, de forme irrégulièrement pyramidale, le lobule semble suspendu à la bronche inter-lobulaire. Ce ramuscule bronchique continue ses ramifications nombreuses dans le lobule : il prend alors le nom de bronche intra-lobulaire. Les ramifications extrêmes des *bronches intra-lobulaires* portent le nom de *bronchioles respiratoires*. Celles-ci aboutissent à de petites loges disposées en grappe, en éventail : *les alvéoles pulmonaires*.

8. Alvéoles pulmonaires

Ces alvéoles sont groupées en acini. Elles constituent la partie la plus profonde de l'arbre respiratoire. Les alvéoles sont, anatomiquement et

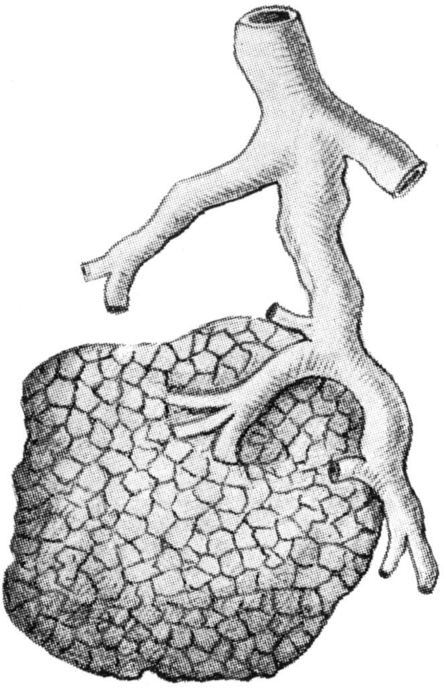

Le Lobule pulmonaire
Vue extérieure

histologiquement, différenciées en vue du phénomène de la respiration. C'est en effet dans les alvéoles pulmonaires que se passe le phénomène physiologique important de l'*hématose,* transformation dans le poumon du sang veineux en sang artériel.

Le nombre total des *alvéoles pulmonaires* est considérable. Selon Aeby il y aurait, dans un millimètre cube de tissu pulmonaire, 250 alvéoles et dans tout le poumon 400 millions d'alvéoles. Dans l'inspiration forcée, ce chiffre d'alvéoles correspond à une surface de *cent trente mètres carrés.* On

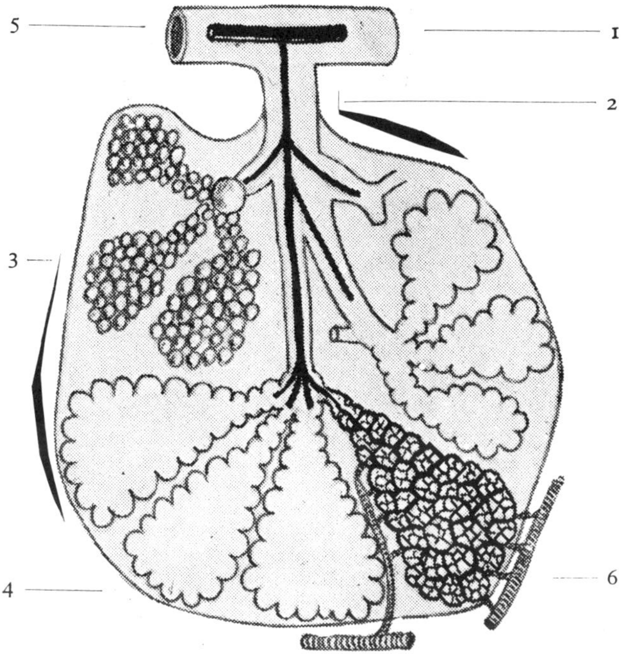

Le Lobule pulmonaire
(Coupe)

1. Bronche inter-lobulaire.
2. Bronche intra-lobulaire.
3. Un acinus.
4. Un acinus en coupe.
5. Artère pulmonaire amenant au poumon le sang veineux utilisé par l'organisme et devant être renouvelé par l'hématose.
6. Veine pulmonaire ramenant au cœur le sang oxygéné.

a ainsi quelque idée de l'importance des échanges gazeux qui se passent sur cette immense nappe tissulaire entre cette nappe et le sang qui la parcourt.

Les branches de l'artère pulmonaire suivent les divisions des bronches. Au niveau des acini les artérioles fournissent un riche réseau de petits vaisseaux entremêlés, le réseau capillaire, qui tapisse la surface des alvéoles.

L'artère pulmonaire amène au poumon tout le sang veineux issu du ventricule droit, sang qui a été utilisé par l'organisme et a besoin d'être oxygéné.

Les veines pulmonaires naissent des réseaux capillaires des alvéoles. Elles forment des bronches interlobulaires. Celles-ci, se réunissant entre elles, forment des troncs de plus en plus volumineux. Aux hiles, il y a quatre troncs de veines pulmonaires, deux à droite, deux à gauche.

Ces quatre troncs s'ouvrent à la partie supérieure de l'oreillette gauche du cœur et y déversent la masse sanguine qui vient d'être oxygénée. Celle-ci passe dans le ventricule gauche et, de là, est lancée dans l'organisme.

9. Les systèmes pulmonaire et circulatoire

Les poumons ont une circulation sanguine particulière qui assure leur nutrition : les artères bronchiques amènent au poumon le sang oxygéné ; les veines bronchiques ramènent le sang utilisé.

Les nerfs du poumon proviennent de deux amas nerveux : plexus pulmonaires antérieur et postérieur. Le grand sympathique et des branches du pneumogastrique forment ces plexus.

On voit l'intime *intrication anatomique du système pulmonaire et du système circulatoire :* décrire l'alvéole pulmonaire c'est autant décrire le système circulatoire capillaire que le tissu pulmonaire. L'intrication anatomo-physiologique est tout aussi étroite : le nombre prodigieux des alvéoles et leur finesse laissent deviner toute l'importance du phénomène physiologique de l'hématose.

Certes tout se tient dans notre organisme, mais il n'y a pas deux systèmes plus intimement intriqués que le cardio-artériel et le pulmonaire. L'anatomie et la physiologie en donnent de multiples preuves. La pathologie vient encore démontrer que les poumons sont la succursale directe du cœur : dès que le cœur flanche soit progressivement soit brusquement, les poumons sont le siège soit d'une congestion passive soit d'un œdème aigu. L'inverse est également vrai : s'il y a un poumon cardiaque il existe aussi un cœur pulmonaire, certaines affections aiguës du poumon, l'embolie par exemple, donnant une dilatation aiguë des cavités du cœur, certaines affections chroniques du poumon, emphysème, asthme, amenant progressivement des cardiopathies chroniques. Nous verrons plus loin, lors du traitement de l'hypertension artérielle, de nouvelles preuves de l'intrication intime des systèmes pulmonaire et cardio-artériel.

10. Les plèvres

Les plèvres sont deux sacs séreux qui entourent les poumons : plèvre droite et plèvre gauche sont tout à fait indépendantes. Chaque plèvre comprend deux *feuillets :* l'un pariétal, l'autre viscéral, qui délimitent entre eux une cavité virtuelle à l'état normal : *la cavité pleurale,* mais qui, pathologiquement, peut être remplie d'air, d'eau ou de pus et peut atteindre à une capacité considérable.

Le feuillet viscéral de la plèvre est accolé au poumon, l'entoure sur toute son étendue, sauf au niveau du hile, où il se réfléchit vers l'axe médian du corps pour se continuer dans la plèvre pariétale. Il pénètre dans le fond des scissures inter-lobaires. Les lobes pulmonaires glissent de façon très souple les uns sur les autres comme la totalité du poumon glisse sur la face interne de la cage thoracique. Le feuillet viscéral de la plèvre est très mince et très adhérent au tissu pulmonaire.

Le feuillet pariétal de la plèvre tapisse la cavité du thorax, où les poumons sont logés. Au sommet du poumon il forme le *dôme pleural,* dont l'importance pathologique est considérable et qui est rattaché aux éléments anatomiques environnants par des ligaments : *l'appareil suspenseur de la plèvre.* Cet appareil suspenseur amarre solidement le poumon à la première côte ainsi qu'aux sixième et septième vertèbres cervicales.

Sur le dôme pleural reposent, d'avant en arrière, l'artère et la veine mammaire interne, la veine sous-clavière, l'artère sous-clavière, les artères vertébrales, l'artère intercostale supérieure, le ganglion inférieur du sympathique cervical, des branches du plexus brachial. *Aride énumération anatomique : cependant elle permet de saisir toute l'importance de ces rapports et combien d'éléments anatomiques* importants peuvent être mus par l'*expansion du dôme pleural* lors d'une inspiration profonde.

Au niveau de la *face interne* de chaque poumon, la plèvre correspondante limite le médiastin et présente de très étroits rapports avec les organes importants de cette région : surtout veine cave supérieure, crosse aortique et nerfs phréniques.

A la face *inférieure* du poumon, la plèvre prend une importance considérable. A la périphérie du thorax, la convexité du diaphragme est très prononcée. Les deux poumons n'épousent pas toute cette convexité. Il existe entre la face inférieure du poumon et la face supérieure du diaphragme un espace libre rempli par du tissu cellulaire et surtout les deux feuillets de la plèvre qui, se réfléchissant l'un dans l'autre, forment un angle aigu ouvert en haut : *le tissu costo-diaphragmatique,* dont l'exploration radiologique revêt souvent une importance considérable. Le sinus costo-diaphragmatique se déplisse lors des profondes inspirations. La grande cavité pleurale peut être libre ou cloisonnée par des adhérences : aussi, en pathologie, peut-on observer à côté des pleurésies de la grande cavité, des pleurésies inter-lobaires, médiastines, diaphragmatiques.

Un aperçu anatomique de l'appareil pulmonaire ne peut laisser de côté *le diaphragme.*

11. Le diaphragme

Large cloison transversale, mi-musculaire, mi-tendineuse, elle sépare le thorax de l'abdomen. Elle forme une coupole à convexité dirigée vers le haut. Il existe une légère dépression centrale due au poids du cœur. On peut donc décrire deux coupoles : la droite, un peu plus élevée que la gauche. Le diaphragme comprend deux parties : une centrale, rigide, aponévrotique comparée à un trèfle à trois feuilles, *le centre phrénique ;* l'autre périphérique, musculaire : *le muscle diaphragme* proprement dit.

Dans la simple respiration, le diaphragme correspond à la cinquième côte à droite, à la sixième à gauche. Mais sa *souplesse est grande.* Dans

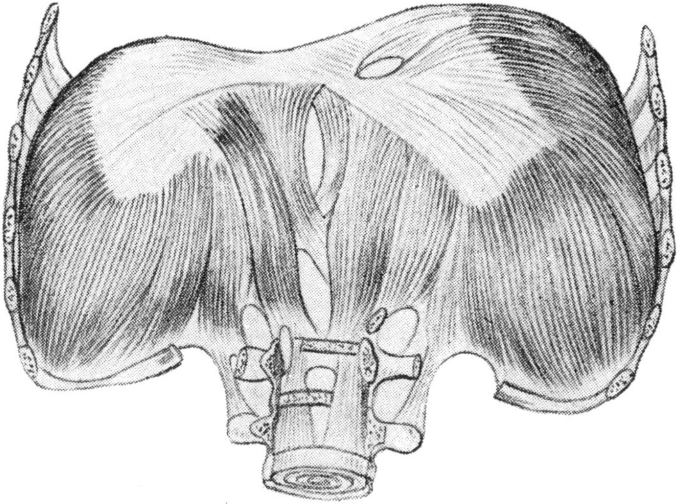

VUE GÉNÉRALE DU DIAPHRAGME

Partie centrale, le centre phrénique : tendineuse;
partie périphérique, musculaire.

l'inspiration forcée, il descend jusqu'à la sixième côte à droite, jusqu'à la septième à gauche. Dans l'expiration forcée, il peut atteindre le niveau de la cinquième côte à gauche, de la quatrième à droite. On peut juger ainsi de l'importance du brassage auquel sont soumis les organes intra-abdominaux durant les mouvements de gymnastique respiratoire.

Recouverte par les plèvres et le péricarde sur sa face supérieure, en contact, par sa face inférieure, avec le péritoine, cette coupole tendineuse et musculaire s'insère sur le pourtour de la partie inférieure de la cage thoracique : appendice xiphoïde du sternum, face interne des dernières côtes, face antérieure de la colonne vertébrale. Ces dernières insertions, sur les faces antérieures des premières vertèbres lombaires, ont une importance considérable en anatomie : ce *sont les piliers du diaphragme,* qui livrent passage à des organes essentiels.

Cependant il faut connaître que le diaphragme présente *des points faibles anatomiques :* espaces compris entre les piliers diaphragmatiques, de largeur variable, parfois grande ; hiatus musculaires à la périphérie de cette coupole, là où elle s'attache au pourtour interne du thorax, tout autant d'intervalles par où les organes de l'abdomen peuvent faire hernie dans le thorax, et inversement.

Les actions du diaphragme sont multiples et d'une importance considérable. Avant tout, le diaphragme est le *muscle de la respiration,* de l'inspiration : il augmente la cavité thoracique dans ses trois dimensions.

C'est le muscle des *respirations anormales :* rire, hoquet, bâillement, quintes. Il a aussi un rôle considérable dans la *progression des matières fécales :* il contribue puissamment à leur exonération. Son action n'est pas moins importante pour la circulation du sang dans le foie, la rate, le pancréas et tout le long du tube intestinal. Ainsi pouvez-vous déjà entrevoir l'intérêt anatomo-physiologique considérable de la gymnastique respiratoire.

Des théories philosophiques et médicales ont voulu considérer notre organisme comme un monde complet, fermé, isolé du monde extérieur par son revêtement cutané, difficile à traverser.

Loin d'être un monde fermé, notre organisme, par son appareil pulmonaire, *communique largement avec le monde extérieur : sur une surface de cent trente mètres carrés notre tissu le plus intime, le sang, entre en contact avec l'air ambiant.*

CHAPITRE III

Physiologie des poumons

« En partant des connaissances acquises, et en nous réduisant à des idées simples que chacun puisse facilement saisir, nous dirons d'abord, en général, que la respiration n'est qu'une combustion lente de carbone et d'hydrogène, qui est semblable en tout à celle qui s'opère dans une lampe ou dans une bougie allumée et que, sous ce point de vue, les animaux qui respirent sont de véritables corps combustibles qui brûlent et se consument. »

LAVOISIER

Premier Mémoire sur la Respiration des animaux (1789)

1. Définition de la respiration

La respiration est une des caractéristiques de l'être vivant, animal aussi bien que végétal. C'est *la fonction grâce à laquelle un organisme reçoit l'oxygène de l'air nécessaire à ses combustions et expulse ses produits toxiques, surtout l'acide carbonique, déchets de ces combustions.*

Tous les êtres vivants ont besoin d'oxygène. Ou bien ils utilisent un oxygène libre : ce sont les *aérobies ;* ou bien ils l'utilisent combiné à une

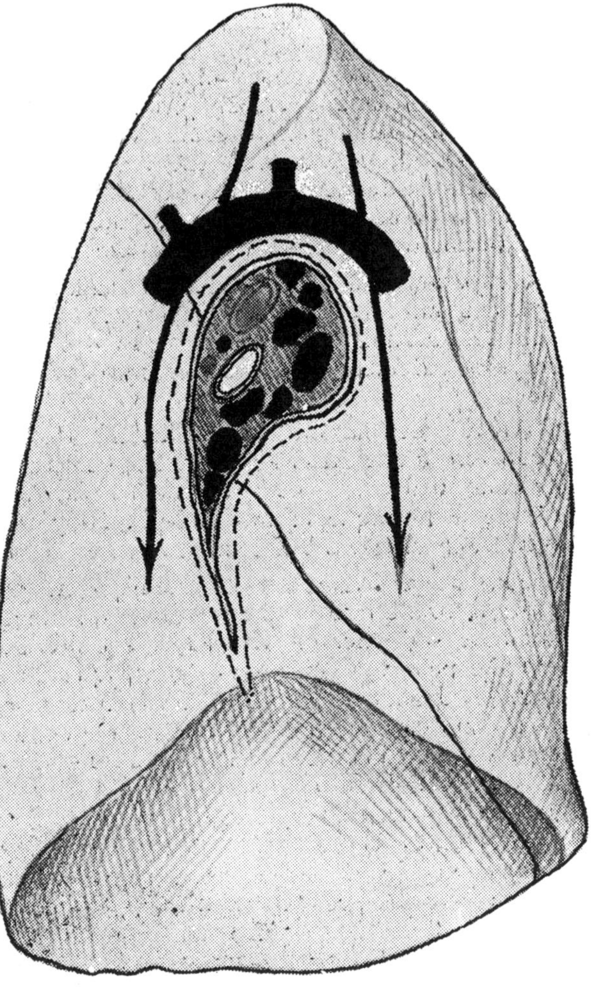

Hile du Poumon gauche

Au-dessus : la crosse aortique ; en avant : le nerf phrénique gauche ; en arrière, le pneumogastrique.

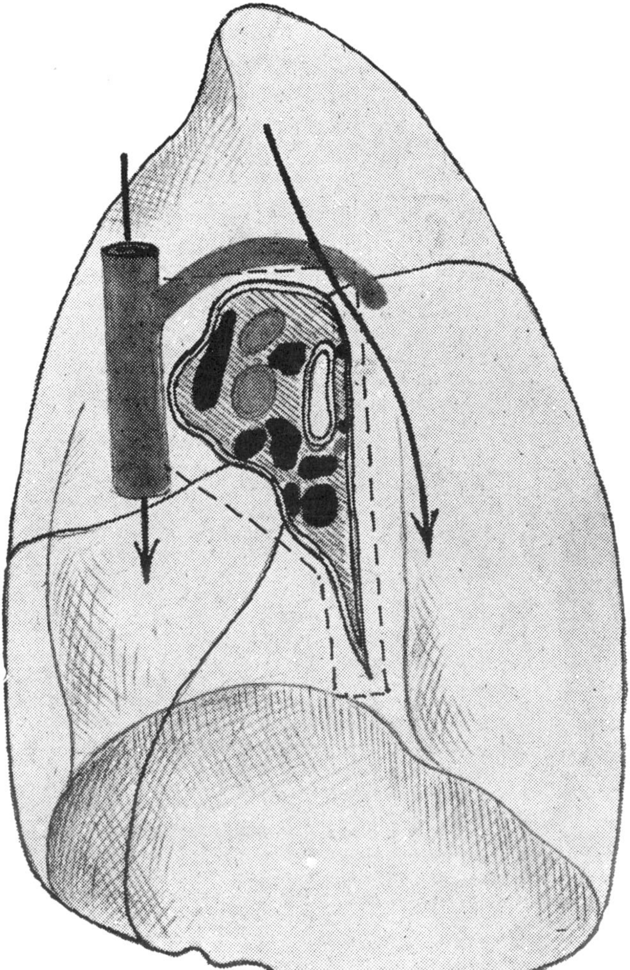

Hile du Poumon droit

En avant : la veine cave supérieure ; au-dessus du hile, la crosse de l'azygos ; derrière la veine cave, le nerf phrénique ; sur la crosse de l'azygos, le pneumogastrique.

autre substance : ce sont les *anaérobies*. Tous les êtres supérieurs sont, dans une certaine mesure, anaérobies : ainsi de nous, qui utilisons l'oxygène combiné à l'hémoglobine des globules rouges de notre sang.

Les phénomènes physiologiques de la respiration se divisent en *phénomènes mécaniques* d'une part, et *chimiques* d'autre part.

2. L'élasticité pulmonaire

Le phénomène mécanique essentiel est l'introduction de l'air extérieur dans le cône pulmonaire, étroit à sa partie supérieure (trachée et grosses bronches) et présentant une surface, condensée mais étendue, dans sa partie inférieure. Cette introduction d'air résulte d'une part, de l'*élasticité pulmonaire,* d'autre part, des *mouvements de la cage thoracique.*

Le tissu pulmonaire est d'une remarquable *élasticité,* qui lui permet une expansion importante, mais qui fait également que le tissu pulmonaire ne peut pas revenir complètement sur lui-même ; même après la plus forte expiration, même après compression mécanique, il reste toujours dans le poumon une certaine quantité d'air.

3. La puissance des muscles inspirateurs

Il y a solidarité étroite entre le poumon, organe élastique, et la cavité close qu'est la cage thoracique. Celle-ci va *s'amplifier dans ses trois dimensions :* verticale, antéro-postérieure et transversale. C'est l'inspiration thoracique, que suivra immédiatement l'inspiration pulmonaire. Cette inspiration est le fait de deux groupes de muscles : *d'abord les muscles inspirateurs :* les surcostaux, étendus depuis une vertèbre à la côte sous-jacente ; les scalènes pour les deux premières côtes ; le petit dentelé postérieur et supérieur pour les deuxième, troisième, quatrième et cinquième côte (ces muscles amplifient le thorax surtout dans ses diamètres antéro-postérieur et transversal). Enfin et surtout, le *diaphragme,* vaste coupole musculaire dont la contraction, lors de l'inspiration, redresse la courbure, abaisse de haut en bas le contenu abdominal et refoule les arcs costaux en bas et en dehors. *Le diaphragme augmente la capacité thoracique dans ses trois dimensions,* mais surtout dans sa dimension verticale.

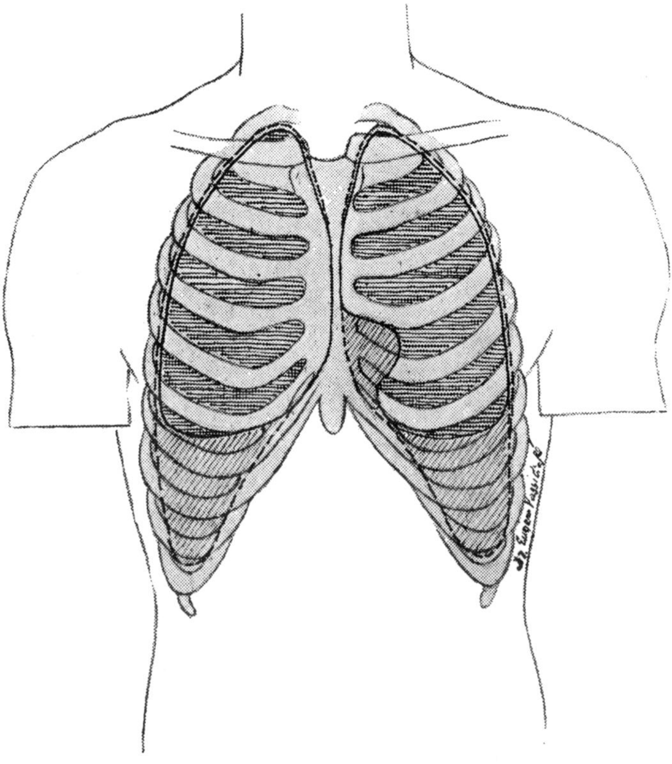

Projection des Plèvres sur la Paroi thoracique

Chez la femme la respiration est surtout costo-supérieure, c'est-à-dire se fait surtout grâce aux muscles inspirateurs costo-vertébraux ; par contre la respiration de l'homme est presque uniquement diaphragmatique. *Le muscle grand pectoral* est essentiel pour la respiration chez l'oiseau. Dans l'espèce humaine son rôle est diminué : cependant le rôle respiratoire du grand pectoral est *plus important chez la femme* que chez l'homme.

En résumé le diaphragme reste le grand muscle inspirateur et les belles études de Duchenne de Boulogne ont montré les troubles graves qui surviennent dans la respiration lorsqu'il est paralysé ou blessé.

4. Les muscles de l'expiration

Alors que les muscles inspirateurs sont très puissants, les muscles *expirateurs* sont relativement *peu développés.* L'expiration est avant tout le *fait de l'élasticité pulmonaire,* qui chasse l'air en revenant à l'état physique antérieur à l'inspiration. Il faut aussi tenir compte des parois thoraciques, qui, soulevées, ont tendance à retomber à leur place primitive ; les organes intra-abdominaux, comprimés de haut en bas par le diaphragme durant l'inspiration, refoulent ce muscle de bas en haut, surtout sous la pression des gaz stomacaux et intestinaux.

Cependant, il existe des muscles de l'expiration : entre les côtes, les intercostaux internes et, au niveau *de l'abdomen,* le *grand oblique,* le *petit oblique,* et le *transverse.* Ces groupes musculaires sont fort utiles dans les *expirations volontaires forcées :* toux, chant, éternuement, expulsion de corps étrangers des voies respiratoires supérieures.

Signalons que la toux est l'un des agents les plus actifs dont l'organisme dispose pour se défendre contre les agressions microbiennes extérieures. La toux se compose d'une inspiration courte et profonde suivie d'une expiration longue, saccadée, énergique, à pouvoir expulsif.

Cette rapide étude des phénomènes physiologiques compliqués de pression intra-pleurale et intra-pulmonaire aboutit à cette importante conclusion : *c'est au moment de l'inspiration,* c'est-à-dire au moment où il y a le plus d'air dans le poumon, *que la circulation du sang intra-pulmonaire est la plus active.* Plus précisément encore : l'inspiration détermine dans le poumon un appel d'air et un afflux de sang, conditions physiologiques

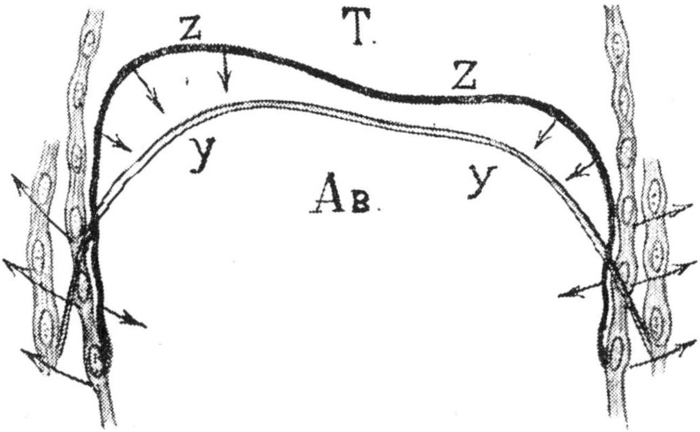

Schéma montrant les changements de position du diaphragme par rapport aux côtes lors de l'inspiration et de l'expiration.

admirables pour l'*hématose, c'est-à-dire la fixation d'oxygène sur l'hémoglobine des globules rouges du sang*. On voit ici l'importance de l'inspiration et nous savons maintenant pourquoi il est utile de *savoir respirer*.

5. La ventilation

La ventilation pulmonaire est la quantité d'air qui passe dans les poumons. Il faut distinguer le *rythme* respiratoire et la *fréquence respiratoire*.

a) Rythme. — Les deux mouvements de la respiration se succèdent normalement à intervalles réguliers. Ils sont donc *rythmiques* et le pneumographe de Marey enregistre sur un diagramme la forme et la durée spéciales à l'inspiration et à l'expiration. L'expiration est plus longue que l'inspiration : le rapport normal de durée de l'inspiration à l'expiration est de 10 à 16. Dans la respiration lente, celle de l'homme au repos qui lit par exemple, il y a une pause respiratoire après l'expiration, avant l'inspiration suivante.

b) Fréquence. — La *fréquence* respiratoire est le nombre de mouvements respiratoires par minute. Normalement il y a 12 à 16 respirations par minute : ce chiffre varie beaucoup selon l'âge, le sexe, la taille, l'état de la digestion. Le sommeil ralentit encore ce rythme. L'exercice physique le fait passer du simple au triple, parfois au quadruple. La chaleur atmosphérique l'exagère.

6. La capacité pulmonaire

La *ventilation pulmonaire* peut être étudiée sur l'homme normal, sur l'athlète avant ou après l'effort, grâce au *spiromètre,* bien connu des physiologistes et des éducateurs sportifs.

On distingue :

— L'air *respiratoire,* ou air courant : 0,500 l. C'est celui que nous inspirons et expirons lors d'une respiration normale, sans nous en rendre compte.

— L'air *complémentaire,* celui que l'on peut inspirer en plus de la respiration normale en faisant intervenir la volonté, en accomplissant une profonde inspiration.

— L'air *de réserve,* quantité d'air rejetée en plus de l'air normal par une expiration forcée. Cette quantité est sensiblement égale à celle de l'air complémentaire : 1,500 l environ. Air courant + air complémentaire + air de réserve constituent *la capacité d'Hutchinson.*

Enfin il y a l'air *résiduel,* ou air alvéolaire, confiné aux extrémités de l'arbre pulmonaire, que ne peuvent atteindre ni l'inspiration ni l'expiration la plus profonde. Cet air alvéolaire contient jusqu'à 8/100 d'acide carbonique. Donc la nappe sanguine circulant au fond des alvéoles pulmonaires est en contact avec un air dont la composition chimique est totalement différente de l'air extérieur.

La *capacité totale* du poumon est d'environ 4,500 l. A chaque respiration une partie seulement de l'air vicié intra-pulmonaire est renouvelée, *environ le dixième.*

On a calculé qu'en 24 heures il passe de 15 à 20 000 litres de sang sur cette nappe tissulaire pulmonaire dont la surface est d'environ 200 mètres carrés. Le cœur envoie au poumon le sang sur une surface d'environ 150

Capacité vitale d'Hutchinson = 3,5 l	*b)* air de réserve	1,5 l
	c) air courant	0,5 l
	d) air complémentaire	1,5 l
Capacité pulmonaire de Gréhaut = 2,5 l	*a)* air résiduel	1 l
	b) air de réserve	1,5 l
Capacité totale du poumon = 4,5 l		

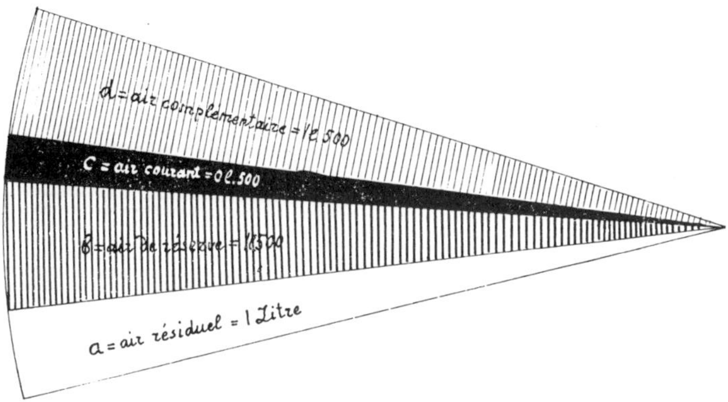

a) *air résiduel,* qui ne peut être chassé des poumons malgré les plus violents efforts respiratoires = 1 l.
b) *air de réserve.* Quantité que l'on peut chasser des poumons par une expiration volontaire forte = 1,5 l.
c) *air courant.* Quantité d'air inspiré et expiré lors d'une respiration pulmonaire normale inconsciente = 0,5 l.
d) *air complémentaire,* celui que l'on peut inspirer en plus de l'air courant par une inspiration volontaire forte = 1,5 l.

mètres carrés pour y être oxygéné. On a ainsi quelque idée de l'importance des échanges respiratoires.

Les nombreux coefficients de robusticité proposés tiennent compte, dans leurs formules, de l'importance des actes respiratoires. Deux sont précieux : *coefficient de robusticité de Pignet :* en soustrayant du chiffre de la taille, exprimé en centimètres, la somme du poids du corps (en kilos) et du périmètre thoracique (en centimètres) on a un chiffre d'autant plus faible que le sujet est plus robuste. Indice normal : 20 à 25.

Le quotient vital de Spehl étudie les rapports du poids, de la taille et de la capacité vitale : celle-ci est la quantité maximum d'air qu'un sujet peut expirer dans un spiromètre après une inspiration forcée.

7. Phénomènes chimiques de la respiration

Les phénomènes chimiques de la respiration consistent en *l'absorption de l'oxygène* de l'air extérieur par les globules rouges du sang qui traverse les alvéoles pulmonaires, en *son transport* dans tous les tissus de l'organisme, où il sera échangé contre de l'acide carbonique et de la vapeur d'eau, et en l'*exhalation* de cet acide carbonique et de cette vapeur d'eau.

L'air extérieur comprend, pour cent volumes : 21 volumes d'oxygène, 79 volumes d'azote et 3 pour 10 000 d'acide carbonique. Cette faible teneur de l'air en acide carbonique tient à l'action des plantes, des arbres, qui captent l'acide carbonique émis, le réduisent en carbone, qu'elles fixent, et en oxygène, qu'elles libèrent. Ce phénomène chimique est très nettement observé au voisinage des forêts. Dans l'air des villes il y a plus d'acide carbonique que dans celui des campagnes en raison de l'absence de plantes. D'où la nécessité chimique, physiologique, de jardins dans les grandes villes. Il y a plus d'acide carbonique dans l'air du soir que dans celui du matin, dans l'air des endroits obscurs que dans celui des endroits ensoleillés (base physiologique de la lutte contre les taudis).

Par suite de circonstances anormales (air non renouvelé, intoxication par poêle), *il y a troubles respiratoires quand il y a 10/100 d'acide carbonique* dans l'air, en place d'une partie de l'oxygène, la proportion d'azote restant la même.

Il y a aussi dans l'air de la *vapeur d'eau,* qui se précipite en brouillards si la température baisse, des *traces d'ammoniaque,* à cause de la

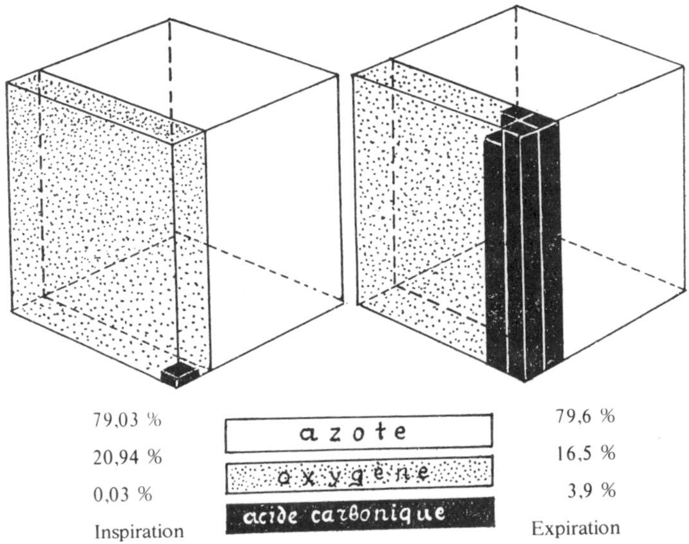

Air inspiratoire et Air expiratoire

décomposition des matières organiques végétales, de l'*ozone*, surtout après les orages.

Il y a dans l'air des particules solides : des poussières, des microbes, qui pullulent surtout dans l'air des villes : pneumocoques, streptocoques, staphylocoques. Mais l'analyse de l'air du large et de celui des hautes altitudes a montré encore la présence de *micro-organismes* auxquels Arrhénius attribue l'ensemencement interstellaire. Il y a enfin dans l'air des gaz rares : argon, hélium.

L'analyse comparée de *l'air inspiré* et de *l'air expiré* montre l'importance des échanges respiratoires :

	air inspiré	*air expiré*
Oxygène	21 %	16 à 17 %
Acide carbonique	3 °/ooo	4 à 5 %
Azote	79 %	79 %

Il y a absorption d'oxygène et élimination d'acide carbonique. Grâce aux travaux de Lavoisier, où resplendit le génie, et à des expériences plus modernes et très complexes, on a établi le *quotient respiratoire,* ou rapport de l'acide carbonique émis à l'oxygène absorbé. Il s'exprime en volumes. Il est inférieur à l'unité : $\frac{CO_2}{O_2} = 0{,}8$. Il signifie qu'une partie de l'oxygène absorbé ne reparaît pas dans l'acide carbonique émis. Le volume d'acide carbonique émis est moindre que celui de l'oxygène absorbé. Sur cent volumes d'oxygène absorbés, 80 ressortiront sous forme d'acide carbonique et 20 seront fixés sur l'hydrogène des graisses pour former de l'eau.

8. L'utilité du gaz carbonique

Il ne faudrait pas croire que le gaz carbonique (CO_2) est inutile. A la suite, et en conclusion des travaux géniaux de Lavoisier, ce gaz a longtemps été considéré comme une exhalaison, un déchet que l'organisme éliminait par voie pulmonaire. Depuis peu les opinions scientifiques ont entièrement changé à propos de ce gaz. Ses propriétés se sont révélées plus complexes qu'il ne semblait au premier abord.

Loin d'être inutile le gaz carbonique est un excitant respiratoire de premier ordre : directement, comme une hormone, il va, par l'intermédiaire du sang circulant, exciter le centre respiratoire du bulbe dont nous parlerons plus loin ; indirectement, il excite deux zones particulièrement sensibles, la région cardio-aortique d'une part et la bifurcation carotidienne d'autre part.

Ainsi le gaz carbonique accélère la fréquence et l'amplitude des mouvements respiratoires. Il stimule le fonctionnement des fibres élastiques du poumon, renforce le pouvoir expulsif des bronches et favorise les expectorations.

La botanique enseigne que la chlorophylle des plantes vertes fixe le CO_2 de l'air pour effectuer la synthèse de l'amidon et que la plante rejette l'oxygène. Ainsi la respiration végétale est-elle le contraire de la respiration animale.

Dans ces dernières années la physiologie n'a cessé de découvrir les précieuses propriétés du gaz carbonique. En dehors de cette action stimulante sur la respiration, le CO_2 agit sur la circulation en abaissant la tension artérielle : ce phénomène constitue la base de la cure de l'hypertension artérielle par les eaux de Royat.

La masse de notre sang représente le treizième du poids de notre corps. A côté du sang circulant dans les vaisseaux il y a le sang à peu près stagnant dans certains viscères, foie et rate en particulier. Le gaz carbonique augmente le volume de la masse sanguine circulatoire en stimulant le sang stagnant. Le gaz carbonique augmente la sécrétion de certaines glandes, surrénale et foie en particulier ; il modifie la composition chimique du sang en augmentant le chlore, le calcium, la cholestérine ; il intervient dans les phénomènes de synthèse et de régénération ; il semble indispensable au développement de certains œufs et embryons de la série animale : c'est ainsi qu'il accélère considérablement le développement d'œufs d'oursins fécondés.

Précieuses sont les applications pratiques de ces intéressantes propriétés. La principale est l'incorporation du CO_2 dans le traitement des asphyxies aiguës. Les très beaux travaux du médecin général Cot sont désormais classiques. Cet auteur — qui était à la tête du service médical du corps des sapeurs-pompiers de Paris — a démontré l'excellence d'un mélange de gaz carbonique et d'oxygène dans le traitement d'urgence des asphyxies accidentelles, celles, en particulier, causées par l'intense développement d'oxyde de carbone au début d'un incendie. Ce mélange se nomme : carbogène : il comprend 7 parties de gaz carbonique pour 100 d'oxygène. Le carbogène est précieux au cours de certaines anesthésies chirurgicales dont il assouplit l'administration et dont il prévient les accidents. Il est utile dans le traitement combien urgent de la syncope anesthésique.

9. L'importance de l'oxygène

Les très beaux travaux de L. Dautrebande, dont le nom fait autorité en matière de chimie respiratoire, prouvent que la gêne respiratoire, l'essoufflement, prémices d'accidents plus graves, sont dus à l'appauvrissement du sang en oxygène. L'introduction d'une petite quantité de gaz carbonique dans le torrent sanguin a pour effet direct un important accroissement de la ventilation pulmonaire. On nomme ainsi le nombre de litres d'air respiré (inspiré et expiré) par minute. Cette augmentation de la ventilation pulmonaire enrichit le sang en oxygène.

Chaque inspiration fait entrer 500 centimètres cubes d'air dans les poumons, soit : *8 litres en une minute, 480 litres par heure, 11 520 litres par 24 heures*. Nous consommons environ 500 litres d'oxygène par 24 heures. Un litre d'oxygène pèse 1,4 gramme. Nous absorbons dans les 24 heures 750 grammes d'oxygène.

Nous perdons, à l'état de repos, un kilo d'eau par 24 heures : 400 grammes par la peau, 600 grammes à l'état de vapeur d'eau émise par la transpiration.

Pour accomplir son travail mécanique, le poumon développe en 24 heures une puissance qui pourrait élever trois hommes à 110 mètres de hauteur.

10. Les échanges respiratoires

Les échanges respiratoires subissent l'influence de la taille, de la surface, de l'âge, du sexe, du sommeil, de la température extérieure, de la pression atmosphérique. Il convient surtout de retenir *l'influence de l'exercice musculaire, que l'on peut résumer ainsi : sous cette influence la valeur des échanges respiratoires peut atteindre le triple ou le quadruple de celle de l'état de repos.*

De minutieuses expériences de physiologie ont montré que, *durant l'expiration,* la *composition de l'air change :* l'air du *début de l'expiration* contient moins d'acide carbonique que celui de *la fin* de l'expiration. De petites respirations, bien que fréquentes, mais superficielles, ne produiront pas la désintoxication de respirations moins nombreuses mais *profondes*.

L'hémoglobine est la substance chimique des globules rouges qui fixe l'oxygène de l'air. Dans 100 g de globules rouges, il y a 90 g d'hémoglobine. Les globules rouges sont de petits disques presque entièrement formés d'hémoglobine. Chaque espèce animale a une hémoglobine particulière. Dans 100 g d'hémoglobine entrent 55 g de carbone, 7 d'hydrogène, 18 d'azote, 20 d'oxygène. Il entre aussi un peu de soufre et de fer. L'hémoglobine fixe tous les gaz et sa combinaison avec l'oxygène forme l'oxyhémoglobine. Alors que la combinaison d'oxygène et d'hémoglobine est facilement dissociable, celle d'*oxyde de carbone et d'hémoglobine,* réalisée dans l'intoxication par le gaz d'éclairage par exemple, est *stable.* L'hémoglobine du sang devient oxyhémoglobine après sa traversée pulmonaire. Au contact des tissus des organes l'oxyhémoglobine se réduit, dépose son oxygène, devient hémoglobine réduite et, conduite par la circulation veineuse, retourne aux poumons. Les belles expériences de *M. Gabriel Bertrand* ont mis en évidence dans les cellules des tissus, la présence *d'oxydases,* ferments qui fixent l'oxygène.

Plus l'altitude augmente, plus l'oxygène se raréfie : alors plus le nombre de globules rouges augmente dans le sang ; *admirable phénomène d'adaptation* qui augmente la surface d'absorption d'oxygène pour compenser sa diminution.

11. L'innervation pulmonaire

L'innervation respiratoire est riche. Il existe un centre respiratoire bulbaire, situé dans le plancher du quatrième ventricule en une région très sensible et dont la blessure abolit toutes les fonctions vitales : c'est *le nœud vital de Flourens.* Il se trouve dans cette partie de l'encéphale interposée entre le cerveau et la moelle épinière. Il est sous le cervelet. Tout près de ce centre respiratoire bulbaire existe un centre modérateur du rythme cardiaque. Ces deux centres sont unis par des fibres ténues dites : connexions intercentrales. Ainsi la physiologie explique-t-elle qu'une profonde inspiration suivie d'une pause respiratoire ralentisse les battements du cœur.

Ce centre respiratoire bulbaire est encore relié d'une part à l'écorce cérébrale. Le cerveau exerce une influence constante sur la respiration : rôle de surveillance ; intervention importante de la volonté, qui modifiera les mouvements respiratoires. D'autre part, ce centre respiratoire bulbaire est relié aux centres nerveux moteurs du grand pectoral, du nerf phrénique, des muscles intercostaux.

Les deux nerfs pneumogastriques ont une importance considérable. Leurs centres nerveux sont reliés à l'écorce cérébrale et aux centres nerveux moteurs ainsi qu'au nœud vital. Les fibres périphériques des pneumogastriques mettent en rapport la périphérie pulmonaire et l'écorce cérébrale.

Les pneumogastriques sont les nerfs sensibles du poumon : avant tout ce sont les *nerfs régulateurs* du poumon, alors que les nerfs *phréniques,* qui innervent le diaphragme, en sont les *nerfs moteurs.*

On distingue en physiologie : des phénomènes réflexes, automatiques, volontaires.

La respiration est, *tout ensemble,* un phénomène *automatique* par l'action chimique du sang noir sur le bulbe, un phénomène *réflexe* par les actions entrecroisées des divers centres nerveux respiratoires, un phénomène *volontaire,* par intervention du cerveau. Nous dégagerons plus loin l'importance considérable de cette dernière notion physiologique.

Le poumon n'est pas seulement le siège de la respiration. La physiologie contemporaine, par de minutieuses et admirables expériences, a reconnu au poumon *deux* autres fonctions.

12. Fonction graisseuse du poumon

Le poumon remplit une importante *fonction graisseuse.* Les graisses, issues de la digestion, sont conduites, par les vaisseaux chylifères lymphatiques de l'intestin, dans le canal thoracique. Celui-ci, par la circulation veineuse, déverse une masse graisseuse dans les cavités droites du cœur. Ainsi les graisses de la digestion abordent la vaste nappe circulatoire pulmonaire. Le professeur Gilbert et M. Jomier ont décrit, dans les alvéoles pulmonaires, des cellules à graisse qui possèdent toutes les caractéristiques histologiques des cellules glandulaires. Au cours de sa traversée pulmonaire, le sang perd 10/100 de sa teneur en graisses (MM. Roger et Binet). Le poumon arrête les graisses lors de leur passage, les fixe *(lipopexie)* et les détruit par combustion *(lipodiérèse).*

Dans la digestion il y a division des éléments nutritifs essentiels : d'une part les albuminoïdes et les hydrates de carbone sont dirigés vers le foie ; d'autre part les graisses sont drainées vers les poumons.

→

1. Moelle épinière.
2. Surface du cerveau.
3. Nœud vital (bulbe).
4. Noyau du pneumogastrique.
5. Centre moteur du grand pectoral.
6. Centre moteur des phréniques.
7. Centre moteur des intercostaux.
8. Poumon.
9. Pneumogastrique.
10. Phrénique.
11. Diaphragme.

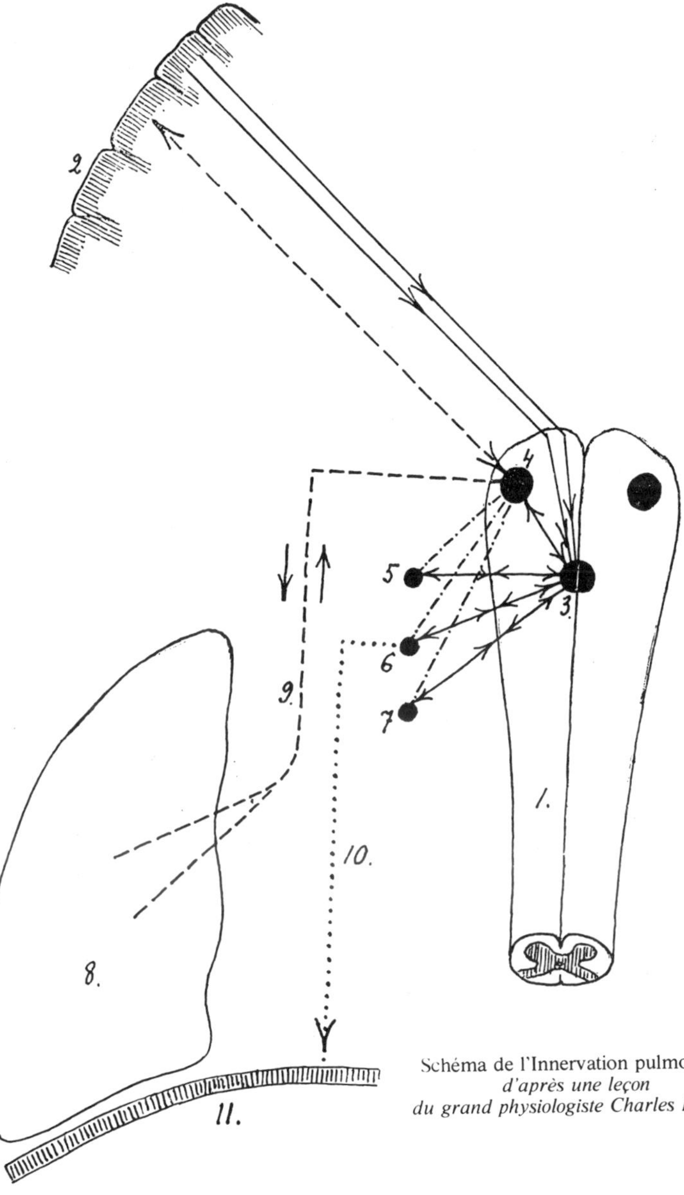

Schéma de l'Innervation pulmonaire
d'après une leçon
du grand physiologiste Charles Richet.

Ainsi ces beaux travaux *permettent de comparer* le poumon à une *glande digestive.* Le poumon a une action graisseuse tout à fait comparable à la fonction glycogénique, si importante, du foie. Dans la digestion le poumon utilise les graisses comme le foie utilise les albumines et les sucres.

De très récentes expériences étendent encore cette fonction digestive du poumon : le poumon assimilerait non seulement les graisses, mais encore les *acides aminés* (Binet et Bargeton).

13. Fonction antitoxique du poumon

Le poumon remplit encore un *rôle de défense,* une *fonction antitoxique.* Certes il fixe les microbes et les détruit ; c'est là le rôle de phagocytose des globules blancs de l'importante masse sanguine qui le traverse. Mais le poumon a un rôle de défense qui lui est particulier. Dans une série de remarquables travaux, M. le Professeur Binet a prouvé que la tunique interne (endothélium) des vaisseaux pulmonaires joue un rôle de défense vis-à-vis des corps huileux et des corps étrangers circulant dans le sang. Il a décrit l'intervention d'un tapis vibratile, renforcé par les mouvements propres de la musculature bronchique, assurant l'expulsion des poussières et corps étrangers vers l'extérieur.

Si l'on pénètre plus intimement dans la profondeur de l'arbre pulmonaire, au cœur du sac alvéolaire, on trouve, à côté des plaques annelées — minces lamelles à travers lesquelles se font les échanges gazeux vitaux : absorption d'oxygène et élimination de gaz carbonique — on trouve des cellules granuleuses douées d'un pouvoir à la fois sécréteur et destructeur vis-à-vis des microbes. Des préparations de tissus pulmonaires, cultivées *in vitro,* ont montré ce remarquable pouvoir bactéricide du poumon.

14. Les aérosols

On nomme AEROSOLS des rassemblements de particules microscopiques en suspension dans l'air, quelle qu'en soit la nature. Elles échappent à l'action de la pesanteur. Il existe des aérosols microbiens dont la diffusion

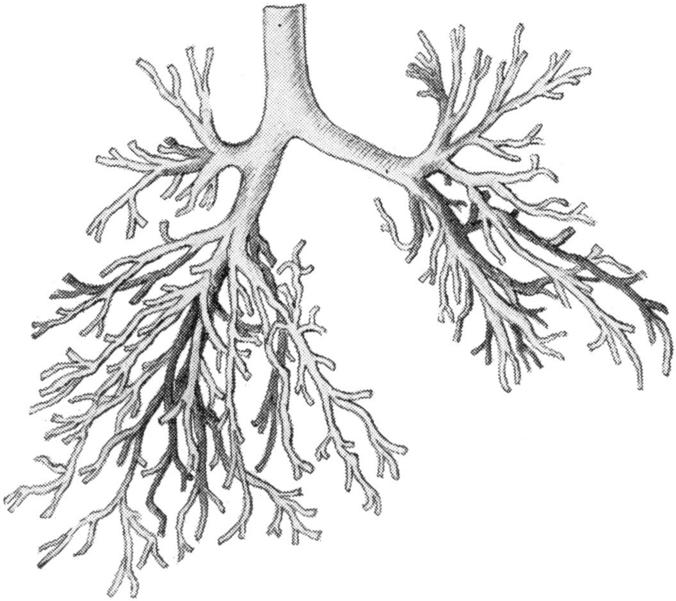

MOULE BRONCHIQUE
Montrant l'extraordinaire arborescence des bronches.

est rapide et le rôle redoutable dans les épidémies. Le poumon possède une puissance destructrice considérable vis-à-vis de ces formations toxiques.

Renversant au profit de la thérapeutique ces données physiologiques, la médecine moderne utilise certains médicaments — soufre, émulsions huileuses, sérums divers, pénicilline — sous forme d'aérosols. Ces particules très ténues sont dirigées par des appareils spéciaux dans les bronches et jusqu'au tréfonds de l'arbre pulmonaire, jusqu'à l'alvéole. Par suite de leur division extrême, ces particules sont douées d'une tension superficielle énorme et de charges électriques élevées. Elles sont absorbées par le parenchyme pulmonaire qui offre, à leur contact, une gamme de réactions tissulaires très variées. Ces nouvelles réactions pulmonaires de défense autorisent les plus grands espoirs dans la guérison de difficiles maladies. Expériences d'un puissant intérêt quand on pense au rôle antitoxique que doit remplir le poumon dans une atmosphère nocive comme celle d'une grande ville. Ainsi cette fonction antitoxique est *double,* s'exerçant d'une part contre les bactéries, d'autre part contre les particules solides absorbées avec l'air respiré.

La physiologie contemporaine porte toute son attention sur ces diverses fonctions du poumon. Sans cesse elle en découvre de nouveaux aspects.

15. Diverses autres fonctions

Le poumon joue un rôle important dans *le cycle du sucre sanguin.* Le sang oxygéné, qui vient de traverser les poumons, est plus riche en sucre libre que le sang veineux qui va arriver au poumon pour y être oxygéné. Le poumon libère donc du glucose et cette action ne semble pas être produite par l'oxygène le traversant mais bien par certaines cellules spécialisées.

Le sang artériel, oxygéné, est moins riche en calcium que le sang veineux : ainsi le poumon joue un rôle direct important dans ce *métabolisme du calcium* auquel la médecine contemporaine réserve une si grande place dans la pathologie.

La traversée pulmonaire a une action évidente sur *la coagulation sanguine :* le sang artériel se coagule plus lentement que le sang veineux.

Enfin la quantité d'*acide lactique* diminue dans le sang après qu'il a parcouru les poumons. Or l'acide lactique sanguin provient du travail musculaire : il est le déchet du glycogène, combustible musculaire. Il est expérimentalement prouvé que l'accumulation d'acide lactique dans le sang et dans les muscles produit tous les symptômes de la fatigue. Donc par des mouvements respiratoires amples, régulièrement effectués, nous libérons notre organisme d'un corps chimique, poison de notre physique et de notre moral. Voici bien encore une preuve physiologique de la nécessité de la gymnastique respiratoire pour le surmené sédentaire qu'est l'homme contemporain.

Le poumon n'est pas un organe isolé ; bien au contraire il présente d'étroites connexions, anatomiques et physiologiques avec les autres grands systèmes. L'étude de *l'asphyxie* le démontre : perte de la conscience, puis de la sensibilité, apparition de convulsions, ces *signes nerveux* de l'asphyxie indiquent la profonde influence de la respiration sur le système nerveux. De même, les *signes circulatoires* et *cardiaques* de l'asphyxie. D'ailleurs le mot *asphyxie* qui désigne un phénomène respiratoire amenant la mort, signifie étymologiquement : privation de pouls, symptôme terminal de l'asphyxie.

M. le professeur Binet a démontré *l'étroite interdépendance du poumon et de la rate :* lors des respirations normales circule dans les poumons un taux déterminé de globules rouges ; en cas de troubles respiratoires il y a mobilisation immédiate et abondante de globules rouges par contraction de la rate. C'est ainsi que dans l'asphyxie aiguë le nombre de globules rouges augmente considérablement dans le poumon ; phénomène réactionnel de défense qui tend à compenser l'absence d'air extérieur respirable par une augmentation de la surface intérieure d'absorption.

Ainsi est-il permis d'envisager en général les fonctions pulmonaires. Le poumon n'est pas seulement l'organe de la respiration. A côté de sa fonction *respiratoire,* certes la plus importante, le poumon remplit une fonction *digestive,* actuellement précisée pour les graisses, et pour les hydrates de carbone, peut-être plus vaste encore, et une fonction *antitoxique* de défense, que l'atmosphère de plus en plus viciée des agglomérations rendra, vraisemblablement, de plus en plus importante.

Les multiples fonctions du poumon, par leur variété, par leur étendue, tiennent à toute la vie intime de notre organisme.

On n'insistera jamais assez sur la souplesse de l'organe de la respiration. Elle est considérable et prouvée par maintes preuves tirées de la pathologie. Enumérer seulement les principales serait alourdir par trop un chapitre déjà un peu austère mais indispensable.

Cependant constatons comme les poumons s'adaptent bien à une fièvre continue, à une maladie du cœur par une augmentation du nombre des mouvements respiratoires à la minute, ce qu'on nomme dyspnée. A une grave intoxication comme l'urémie, la fonction respiratoire répond par un rythme spécial dit de Cheynes-Stokes. Voilà bien peut-être la caractéristique primordiale de l'être humain : *sa faculté d'adaptation.*

CHAPITRE IV

La culture physique

« C'est une chose vraiment admirable que ce résultat de forces continuellement variables et continuellement EN EQUILIBRE, qui permettent à l'individu de se prêter à toutes les circonstances où le hasard le place. »

LAVOISIER

1. Avantages physiques

Voilà le lecteur en possession de données anatomiques et physiologiques assez précises et détaillées. Elles lui permettront d'affirmer l'importance considérable de la culture physique dans les domaines du physique, de l'intellectuel et du moral et la portée sociale évidente de l'insuffisance respiratoire.

De tous les moyens préconisés pour maintenir notre santé, la pratique quotidienne de la culture physique est le plus simple et le plus efficace. Ses avantages sont nombreux et immédiats.

Les avantages physiques sont les premiers perçus. La satisfaction de posséder un corps aux lignes harmonieuses n'est pas négligeable, mais nous visons au-delà de cet avantage esthétique. Le but à atteindre est la santé, le fonctionnement régulier et silencieux de nos organes. Il est le résultat du brassage des viscères par les muscles et de la dépuration par l'oxygène qui en est la conséquence. L'intestin est habituellement l'organe qui ressent le plus vite les bienfaits de la culture physique : une gymnastique abdominale appropriée est bien souvent le seul traitement efficace de constipations rebelles. Il faut insister, après bon nombre d'auteurs, sur l'impérieuse nécessité, pour la jeune fille, de posséder une sangle abdominale résistante.

Le foie est directement amélioré. Les mouvements respiratoires constituent pour cette glande si importante située sous le diaphragme un excellent brassage dont nous verrons plus loin toute l'importance en étudiant le si curieux problème de l'augmentation de la cholestérine dans le sang.

Quant à l'appareil cardio-circulatoire, ses connexions avec la respiration sont si étroites que nous avons tenu à réserver plus loin un paragraphe spécial à cette question essentielle.

Le muscle est dans le cerveau, disait Sandow. Mais l'inverse de cette proposition est également vraie : c'est devenu une banalité que de souligner les intimes intrications du physique et du moral.

La culture physique équilibre.

La physiologie humaine est chose admirable avec les multiples fonctions de ses organes qui, pour les besoins de la vie, doivent être opposées les unes aux autres. La culture physique assure l'équilibre entre ces nombreuses fonctions, et l'on peut définir la santé : l'équilibre dans la régie de nos organes.

Envisageant toujours les avantages physiques de la culture physique, on peut dire que le suprême bienfait de la culture du corps est de réveiller ou de créer en nous le RYTHME. Car, en nous, tout est rythme : le cœur, les poumons, le foie, l'intestin, les glandes endocrines fonctionnent selon un rythme. Les mécanismes du cerveau, aussi nombreux que variés, obéissent à des rythmes. Notre vie affective même est soumise à cette loi : la sympathie, la haine, l'amour sont l'accord ou l'opposition de rythmes.

La maladie est un rythme : la fièvre change avec les heures du jour et de la nuit ; les rhumatismes obéissent aux cycles des saisons ; la tension artérielle est impressionnée par les digestions et les comportements psychiques.

Cette loi du rythme explique l'importance des habitudes chez l'être humain, celle aussi de rythmer sa vie sur la course solaire : se lever de bonne heure, éviter les veillées, ainsi que le conseillaient les Anciens.

2. Avantages intellectuels

Les avantages intellectuels pour être moins connus n'en sont pas moins certains. La culture physique augmente *la vitesse d'exécution* par les muscles des ordres venus du cerveau. De minutieuses expériences de physiologie ont calculé le temps écoulé entre le moment où un acte est ordonné à un individu et celui où il est enregistré par son cerveau et celui encore où il est exécuté. La culture physique augmente dans des proportions importantes *le rendement* intellectuel de l'individu.

3. Avantages moraux

Les avantages moraux de la culture physique s'intriquent intimement avec les avantages intellectuels. Ils sont nombreux.

C'est d'abord la volonté qui est augmentée. La stimulation quotidienne de cette précieuse faculté la développe comme un muscle : bientôt son jeu, jusque-là engourdi, devient aisé. La qualité complémentaire de la volonté, la persévérance, est aussi stimulée.

La culture physique développe la confiance en soi, le calme physique et moral, la maîtrise et des paroles et des gestes. Excrétrice de toxines, elle permet une claire vision des choses et cette dépuration, d'autre part, n'est pas sans créer chez l'individu un état de liberté, d'euphorie qui permet le développement total d'un optimisme motivé et puissant. Le bonheur physique de vivre, résultat du jeu musculaire, ensoleille le moral. La culture physique crée ou développe cette magnifique faculté de REAGIR inconnue de tant d'individus. Ainsi est construite une barrière morale de calme, de maîtrise, d'optimisme contre laquelle viendront s'anéantir mille petits ennuis de la vie quotidienne : petites dépressions physiques à racine morale, inquiétudes qui pourraient devenir exubérantes, angoisses nocives.

En exaltant ces forces vives qui constituent au-dedans de nous-même un trésor inconnu, la culture physique nous permet de nous retrouver. On répétera plusieurs fois dans cet ouvrage — on ne le répétera jamais assez — que la vie moderne fait de nous des automates psychiques : trente fois par jour nous répétons des formules de politesse banales, les phrases toutes faites des entretiens ordinaires... en pensant à autre chose. A ce psittacisme verbal s'ajoute une crispation musculaire dont nous n'avons pas idée : le médecin sait combien il est difficile d'obtenir, pour un examen délicat, un relâchement musculaire complet. Retrouver son moi, la liberté de ses forces vives : volonté, optimisme, persévérance, retrouver l'intelligence de son corps, par exemple celle de la main : rien n'est plus intelligent qu'une main, ce prolongement avancé du cerveau compréhensif. Dépasser son être automatique quotidien, retrouver d'immenses ressources délaissées, c'est se connaître un peu mieux soi-même. *« Gnôti seauton. » « Apprends à te connaître toi-même »,* était le but suprême de la sagesse des Grecs antiques. Ce précepte d'Aristote était inscrit en grandes lettres sur l'entrée du temple de Delphes.

Une des particularités de notre organisme est la présence dans son économie de systèmes régulateurs ayant pour but de maintenir l'équilibre dans les grandes fonctions : la physiologie les a précisés pour la respiration, pour le mécanisme des contractions cardiaques. Elle découvre en ce moment celui qui préside aux sécrétions glandulaires internes. Sans aucun doute la tension artérielle est sous la domination d'un système régulateur qui nous échappe encore. La médecine moderne accorde de plus en plus d'importance à ces réactions d'autocontrôle de notre organisme qui évitent les excès destructeurs et lui confèrent une admirable souplesse permanente. Ces réactions ne sont d'ailleurs qu'une partie de cette grande loi d'action et de réaction qui mène le monde. Nous connaissons l'étonnante souplesse d'adaptation de notre organisme à des conditions extérieures extraordinaires : chaud, froid, altitude, vitesse. De même notre vie psychique est remplie d'autocontrôles ainsi que le prouve la neuro-psycho-chirurgie moderne avec l'opération de la lobectomie par exemple.

La respiration, en grande partie sous la dépendance de la volonté, nous permet de nous retrouver et d'exalter cette faculté d'autocontrôle.

Mais, bien plus, la culture respiratoire permet de nous dépasser.

4. Le contrôle du souffle

Il existe une preuve étonnante de l'importance de la respiration dans la domination de notre être physique.

Les yogis basent toute la connaissance de soi, puis toute la connaissance de la Divinité sur la pratique méthodique d'exercices respiratoires. Ceux-ci permettent d'acquérir d'abord un contrôle extraordinaire du souffle de la respiration, puis des transformations inusitées de la motricité, de la sensibilité, du système cardio-vasculaire, enfin l'accès à un état de méditation, d'ascétisme supérieur où le yogi perçoit l'Infini Divin et communique avec lui.

Relisons, en physiologistes, ces quelques lignes très curieuses qui donnent une idée de la puissance de la fonction respiratoire. Elles sont d'un philosophe qui a longtemps vécu aux Indes et a condensé son expérience dans un livre d'une lecture particulièrement attrayante (1).

« La respiration est de toutes les fonctions du corps la seule qui soit volontaire ou involontaire à volonté. Il s'agit de la rendre volontaire et de s'en emparer. C'est par-là qu'on a prise, de fil en fil, sur les autres fonctions. Et qui dit volonté dit connaissance. Pour qui veut connaître son corps du dedans, c'est la corde du puits. Or notre corps est le résumé de toute la création, le seul objet que nous puissions connaître en même temps du dedans que du dehors. Le connaissant, on connaît tout le reste. Le contrôle du souffle est donc la pierre philosophale et le principe des transformations. C'est grâce au contrôle du souffle que les yogis parviennent à pénétrer leur chair de tant d'air vital qu'elle se soulève d'elle-même et flotte comme une nuée ; à exalter leur chaleur au point qu'ils brûlent comme des braises dans les glaces de l'Himalaya ; ou bien à se réduire à l'état de pierre, à se faire enterrer et à ressusciter au jour prescrit. »

Un peu plus loin, M. Lanza del Vasto précise que pour les yogis la *« plus petite mesure »* respiratoire est : 12 secondes pour l'inspiration, 48 secondes pour la durée d'un arrêt respiratoire, 24 secondes pour l'expiration.

Les pêcheurs de perles de Ceylan — et surtout les pêcheuses, car le corps féminin est admirablement adapté pour la natation — effectuent des plongées jusqu'à 40 mètres de profondeur et qui durent près de trois minutes.

---

1. Lanza del Vasto, *Le Pèlerinage aux Sources* (Editions Denoël).

5. La véritable efficience

Quittons ces cas exceptionnels pour envisager les plus courants. La culture physique nous permet d'être efficients. Etre efficient c'est être actif, positif : c'est produire. V. Pauchet divise les êtres humains en trois catégories : d'une part les positifs, les animateurs, les efficients, les producteurs, peu nombreux ; d'autre part les négatifs, les pessimistes, les démolisseurs, assez nombreux ; enfin les neutres, les mous, l'immense troupeau humain passif et veule (2). Il faut être efficient, avec un peu de cette vertu que Pauchet exaltait : l'enthousiasme. Il faut lutter contre les mauvais exemples donnés à la jeunesse par le cinéma et la presse. Pourquoi, d'autre part, proposer aux écoliers des buts inaccessibles : Bayard, saint Louis, Jeanne d'Arc, Jeanne Hachette !

Il vaudrait mieux leur faire lecture d'une vie exemplaire : Pasteur, Lyautey dont toute la vie se résume en trois mots : poésie, optimisme, action. Il serait excellent de leur proposer de roboratifs exemples comme celui du Docteur Albert Schweitzer, admirable type d'efficient entré vivant dans la légende.

Etre efficient doit être le but à la fois pratique et élevé de tout être humain. Et puisque nous sommes en pleine « guerre des nerfs » soulignons que le calme physique et moral, l'optimisme et la santé sont les trois armes pour la gagner. Et si, de surcroît, on est philosophe et intoxiqué par le venin du désespérant et un peu sot existentialisme contemporain, on constatera que l'homme, soumis à son destin, à son hérédité, à son éducation, à son milieu social, bref enferré dans sa prison, ne retrouve de la liberté — selon les dires mêmes de l'existentialisme — que dans l'action, une action cohérente, intelligente, vouée au service de la communauté.

Nous voyons maintenant comme un large panorama toute l'ampleur de la culture physique puisque, partis de ses avantages physiques, nous avons envisagé de multiples considérations psychologiques, sociales, philosophiques et pénétré dans de hautes sphères religieuses.

---

2. Docteur Victor Pauchet, *Les Quatre Ages de la Vie, L'automne et l'hiver humain* (Editions Oliven).

Une conclusion se dégage : en nous est une énergie vitale dont bien peu connaissent l'existence et la puissance. La culture respiratoire en est le levier. Sans arriver à la maîtrise suprême des yogis qui parviennent à isoler cette énergie vitale et à la manier comme un instrument, sachons que la gymnastique respiratoire nous permet de prendre conscience des immenses forces latentes qui sont en nous, trésor précieux inconnu. Le philosophe Alain, une des lumières de notre époque, enseignait toujours dans sa verte vieillesse que la gymnastique est une partie de la sagesse.

Toute notre médecine occidentale est systématiquement matérialiste : elle a le tort de négliger certaines conceptions spiritualistes éprouvées. Elle ignore complètement, par exemple, l'expérience multimillénaire incluse dans la sagesse asiatique. Et pourtant la pratique médicale souligne tous les jours la vérité de cette affirmation : Spiritualité d'abord.

6. La pratique de la culture physique

Voici, selon nous, comment il faut conseiller la pratique de la culture physique.

A) Au réveil

Elle sera faite *au réveil.* Ainsi l'on commencera la journée par une série de mouvements capables de mettre rapidement en train cette volonté qui nous sera si utile toute la journée durant. Elle est ainsi un excellent prélude à nos travaux. On a dit qu'*arriver dans la vie, c'est bien partir chaque matin.* Voici bien un excellent moteur du psychique et du physique. Ce début matinal peut sembler pénible ; on peut assurer qu'il n'en est rien, car on prend l'habitude de mettre chaque matin au réveil ses muscles en jeu comme celle de laver son corps ou d'accomplir tel acte physiologique. Cette habitude, l'éducation devrait l'imprimer à l'enfant au point d'en faire un des éléments indispensables de la vie physique. La culture physique constitue bien un genre de vie auquel il convient de s'adapter, et auquel, d'ailleurs, on s'adapte très facilement.

B) Continue

La culture physique sera donc *continue,* le plus qu'il sera possible. Il faudra tenir compte parfois de certaines circonstances sociales ou individuelles qui pourraient l'interrompre momentanément, mais ces arrêts ne seront jamais prolongés. Signalons le danger qu'il y aurait à reprendre brusquement et fortement une série de mouvements après un long arrêt.

C) Progressive

Car voici bien une recommandation essentielle. La culture physique doit, surtout, être *progressive.* Le Docteur Boigey, éminent culturiste, a attiré, naguère, l'attention des médecins et des professeurs de culture physique sur les dangers d'une leçon trop brutalement commencée, surtout au réveil, ou trop longtemps poursuivie. Il a montré les nombreux incidents, parfois les accidents graves, qui peuvent résulter de ce qu'il a nommé *« le coup de boutoir ».* Les ennemis de la culture physique ont, bien entendu, voulu tirer un argument d'un conseil qui, d'ailleurs, a toujours été formulé, mais dont l'importance est considérable chez les sujets qui avoisinent la cinquantaine.

D) Les trois parties

Toute leçon de culture physique doit comprendre *trois parties.* D'abord, la *mise en train :* il ne faut pas passer brusquement de l'état de repos musculaire complet à des mouvements musculaires très actifs et non plus de la chaleur du lit au froid extérieur. Une période de transition est nécessaire, durant laquelle on accomplira d'abord quelques mouvements respiratoires, puis, en descendant, du haut en bas, quelques flexions de nuque, puis des mouvements d'assouplissement des bras, du tronc, des membres inférieurs. Ces mouvements seront légers et exécutés un petit nombre de fois.

Ensuite vient *la leçon proprement dite,* où le travail des différents segments musculaires est envisagé.

Enfin, c'est *le retour au calme,* avec marches lentes d'assouplissement et exercices respiratoires, auxquels on assurera la plus grande amplitude, afin de permettre une excellente oxygénation de l'organisme.

E) L'adaptation au sexe et à l'âge

La culture physique sera adaptée au *sexe* et surtout à l'*âge.* Chez l'enfant, on recherchera surtout le développement de la cage thoracique et l'éducation de la respiration. Chez la femme, on aura surtout en vue la constitution d'une sangle abdominale solide. Quelques exercices de force et de résistance seront proposés à l'homme adulte déjà entraîné. Chez l'individu d'un certain âge, on recherchera surtout les mouvements d'assouplissement. Soulignons l'importance de la respiration aux trois stades d'une leçon de culture physique. Soulignons encore l'importance de la respiration dans le maintien de la beauté féminine : cette vérité a été développée comme il convenait par M. Marcel Rouet (3).

F) Modérée

La culture physique sera toujours *modérée*. Certes, on tente d'obtenir un harmonieux développement physique et une force musculaire qui sera parfois fort utile. Mais il faut éviter des développements musculaires excessifs ; une spécialisation de tels mouvements aboutirait au développement disgracieux des muscles d'une région. Il faut éviter les compétitions sportives. On ne subordonnera pas toutes ses préoccupations à des entraînements pénibles et inutiles.

7) Le sport

Notre époque a donné au sport une place importante dans notre vie : *c'est tant mieux pour notre santé*. Il y a cependant là *un double danger* qu'il convient d'enrayer. D'une part, l'excès sportif fait de certains individus des *épuisés* physiques et intellectuels. Cet épuisement, accompagné le plus souvent d'un important amaigrissement, peut être la porte d'entrée de maladies graves, la tuberculose en particulier. D'autre part, l'excès des sports *entrave trop souvent le développement intellectuel* des jeunes gens, alors qu'il devrait, au contraire, le favoriser. Travail scolaire ou situation sociale, politesse, culture, arts, sont souvent sacrifiés au sport. Le spectacle de l'abruti bien musclé est désolant. Sportif convaincu, je suis heureux de voir la place importante que la vie moderne accorde aux exercices physiques : mais, si c'est tant mieux pour la santé, *il ne faut pas que ce soit tant pis pour l'intelligence.*

---

3. Marcel Rouet, *Chassez la fatigue en retrouvant la forme ! Culture physique de détente pour tous les âges* (Editions Dangles).

Il existe deux façons de faire de la culture physique : en salle, un certain nombre de fois par semaine ; en chambre, chaque matin par exemple. Il est excellent et indispensable, selon nous, de commencer, durant quelques semaines, une culture physique générale en salle, sous la direction de moniteurs compétents. Il sera facile, ensuite, de pratiquer chaque matin, chez soi, une culture physique *qu'on adaptera à son âge* ou au but que l'on recherche : développement de bras par trop grêles, traitement musculaire de la constipation, mouvements d'élongation, s'il s'agit d'un enfant.

Les leçons de culture physique par disques ou radio sont, à l'habitude, fort bien faites ; mais on peut leur opposer le double reproche d'être « omnibus » et de mal s'adapter au sujet, femme, enfant ou homme mûr, qui écoute. D'autre part, elles suppriment le professeur, pourtant indispensable pour corriger les fautes d'un débutant ou prévenir une fatigue cardiaque qui pourrait causer des vertiges, des malaises, voire une syncope.

8. Conseils pratiques

Les premières leçons, même progressivement menées, peuvent créer une courbature musculaire : attendre qu'elle soit totalement disparue avant de reprendre, sinon des accidents d'intoxication musculaire pourraient survenir. Cette courbature, d'ailleurs, ne s'observe que tout au début, après la première ou la seconde séance. Elle n'apparaît plus par la suite.

Les moniteurs, les leçons par disques ou radio ont souvent ce défaut commun : les mouvements *sont ordonnés trop rapidement*. C'est une erreur physiologique de croire que plus les mouvements sont exécutés vite, plus le muscle se développe. On aboutit ainsi à une *crispation musculaire,* à une tétanisation exténuante et qui rebute le débutant. En règle générale, les mouvements seront exécutés à une cadence lente, qui permettra le plein épanouissement musculaire.

Les occupations quotidiennes, la vie familiale ne permettent plus, à un certain moment, la pratique des sports de plein air. Les avantages magnifiques qu'ils procurent nous sont offerts tout pareillement par la culture physique matinale en chambre.

Des artistes, des savants la pratiquent. Des vieillards même la cultivent d'une façon appropriée à leur âge. Clemenceau, qui était médecin, a écrit qu'elle lui fournissait une seconde jeunesse physique et morale, et qu'il y trouvait le soutien d'une débordante activité musculaire et intellectuelle.

On peut encore augmenter les bienfaits de la culture physique par la pratique de *l'hydrothérapie,* qui, même sommaire, surajoute ses réactions heureuses à celles du travail musculaire. On peut y joindre aussi la pratique du *massage,* qui renforce les avantages physiques de la culture physique en vidant les muscles des toxines du travail, en accélérant leur élimination. Les massages pratiqués durant les contractions musculaires portent ces avantages à leur maximum. D'autre part, le massage est euphorique et réparateur. Ajoutons enfin l'importance de la friction de la peau avec un liquide légèrement alcoolisé. Cette friction débarrasse la peau des produits toxiques de la sudation, de l'acide urique en particulier et surtout de la cholestérine.

Faire de la culture physique, ce n'est pas seulement accomplir des mouvements de gymnastique, c'est encore *savoir respirer.* Ici nous voulons souligner que toute leçon de culture physique doit être autant respiratoire que musculaire. Le côté respiratoire de la culture physique est trop souvent délaissé, même par des professeurs cultivés. Ignorance fâcheuse de ses possibilités, de ses bienfaits.

9. Savoir s'habiller et savoir marcher

Faire de la culture physique, c'est aussi *savoir s'habiller :* ne pas surcharger outre mesure le corps de vêtements qui empêchent la respiration cutanée ; ne pas gêner la circulation générale par des liens trop serrés, mais s'habiller d'une façon ample, aisée. Résistant au froid par suite d'une bonne circulation sanguine, le culturiste évite l'amas ridicule de vêtements.

Faire de la culture physique, c'est également *savoir marcher* par foulées amples, souples, mesurées, qui mettent en jeu tous les muscles des membres inférieurs : tête droite, libres mouvements respiratoires. Sachons bien marcher. La marche est le plus naturel des sports, un des meilleurs. Bien peu de gens savent marcher, transformer telle obligation quotidienne en un exercice salutaire.

La marche est tellement liée à notre être intime qu'elle révèle notre personnalité et permet de juger un caractère. Laisse-moi te regarder marcher et je te dirai qui tu es. Le savant soviétique Bogomoletz — père du sérum bien connu portant son nom — a laissé un bréviaire des candidats centenaires. *« Avoir une bonne respiration est une chose essentielle »*, affirme-t-il. Il souligne la grande importance de la gymnastique, de l'hydrothérapie et de la marche avec une bonne respiration. Marcher est vital pour les sédentaires. *« Trop de bureau tue. »*

Faire de la culture physique, c'est, enfin, *savoir manger :* limiter la nourriture à ses besoins, éviter l'alcool inutile ou frelaté, l'excès de pain ; prendre un repas du soir toujours léger et, en toute saison, réserver dans l'alimentation une large place aux *fruits frais,* éliminateurs de toxines, laxatifs, diurétiques, *énergétiques.*

10. Le véritable esprit sportif

Ainsi, nous voyons toute *l'ampleur de la culture physique.* Faire de la culture physique, ce n'est pas seulement faire chaque matin des mouvements, c'est adopter une *vie saine, simple, calme,* qui permettra le plein épanouissement des plus belles qualités de l'homme.

La culture physique est un merveilleux instrument. Associée à la culture intellectuelle, ce qui est indispensable, et à celle des sentiments, qu'elle corrobore, elle permet d'atteindre à l'idéal des Grecs antiques : La santé. Pour eux, la santé était une *vertu,* composée de la réunion des trois santés : *la physique, la morale, l'intellectuelle.*

Ainsi, nous rendrons au sport une qualité qu'il n'aurait jamais dû perdre. Etre sportif, ce n'est pas seulement pouvoir sauter tant en longueur ou accomplir telle distance en tant de secondes. C'est bien plus élevé que cela. Etre *sportif,* c'est être *calme,* maître de soi. C'est savoir encaisser les événements, trouver tout de suite la parade, porter tout de suite la riposte. C'est, quand *on est dominé, savoir que, tout à l'heure, on dominera.* C'est être modeste dans le triomphe et inébranlable dans l'adversité. C'est appliquer dans la vie le beau proverbe anglais : *attendre et voir.* C'est ne pas diminuer à l'avance ses forces de résistance en se forgeant des inquiétudes inutiles. Le sport est l'image de la vie : une lutte nécessaire. *Mais toute lutte est aussi l'offre d'une victoire.*

CHAPITRE V

Sangle abdominale et respiration

« Si on se donnait la peine d'apprendre à respirer aux intoxiqués, il est vraisemblable que l'oxygène de l'air, introduit en grande quantité dans l'organisme, stimulerait l'intestin et ferait disparaître une partie des troubles. L'intoxication intestinale supprime le besoin et l'énergie de respirer à fond. L'insuffisance de la respiration, à son tour, nuit au fonctionnement de l'intestin. »

Dr Victor PAUCHET, *Le Chemin du Bonheur.*

1. Les muscles de la sangle abdominale

Ce n'est pas un paradoxe que de réunir, dans un même chapitre, le fonctionnement pulmonaire qui s'effectue dans la cage thoracique, et le fonctionnement de la sangle abdominale. Déjà, nous avons vu, dans la respiration normale, la coupole diaphragmatique, en se contractant, abaisser de haut en bas la masse intestinale lors de l'inspiration : alors la sangle abdominale, relâchée, pointe en avant.

Mais les muscles de la paroi abdominale ont une action *directe, volontaire, sur la respiration :* ils aident puissamment à *l'expiration forcée.* La pratique médicale fournit maints exemples pathologiques du fonctionnement de ces muscles dans les expirations anormales : toux, éternuement, quintes, et dans les modifications normales de l'expiration : rire, bâillement.

La sangle abdominale présente *deux systèmes musculaires :*

Le premier, *vertical,* est réalisé par les deux muscles qui constituent le **grand droit de l'abdomen,** situé à la partie antérieure et médiane de l'abdomen. Chaque grand droit s'insère à l'extrémité interne de la face antérieure des cinquième, sixième et septième côtes ainsi qu'à l'appendice xiphoïde, descend verticalement, présentant sur son trajet des branches transversales fibreuses qui le renforcent, atteint le pubis, où il s'insère sur le bord supérieur. Les grands droits sont deux muscles très puissants. Duchenne de Boulogne a montré que lorsqu'ils prennent leurs points fixes sur le bassin et se contractent, ils abaissent la cage thoracique ; lorsqu'ils se contractent à partir des côtes, ils portent le bassin en avant.

Latéralement, la paroi abdominale comprend, de la superficie vers la profondeur, *trois muscles :* **grand oblique, petit oblique, transverse.**

Le grand oblique est un large muscle qui s'attache à la face externe, partie médiane, des huit dernières côtes, par autant de corps charnus qui s'unissent pour former un corps musculaire dirigé en bas et en avant. Les fibres inférieures s'insèrent sur la crête iliaque et les supérieures se terminent dans une large nappe fibreuse : l'aponévrose du grand oblique.

Le grand oblique, lors de sa contraction, prend le plus souvent son point fixe sur la crête iliaque et sur son aponévrose. Il tire donc les dernières côtes en bas et en dedans. *C'est un puissant expirateur volontaire.* D'autre part, la contraction des deux muscles grands obliques diminue considérablement le diamètre transversal de la cavité abdominale : conséquence importante pour le fonctionnement de l'intestin et le cheminement des matières. Le rôle du grand oblique est, on le voit, très important : à la fois *rôle respiratoire* et *rôle intestinal.* C'est à juste titre qu'on le nomme *le muscle de la santé.*

Le petit oblique, situé sous le grand oblique, présente des fibres qui, issues de la crête iliaque, se portent en haut et en avant pour se terminer d'une part sur les trois dernières côtes et, d'autre part, sur un large tendon plat : l'aponévrose du petit oblique. La direction générale du petit oblique est l'inverse de celle du grand oblique. Le rôle du petit oblique est celui du grand oblique, dont il renforce l'action.

Le muscle transverse mérite son nom : sa direction est nettement antéro-postérieure. Situé sur le flanc, il comprend une masse musculaire charnue, horizontale, s'insérant en haut aux dernières côtes, en bas sur la crête iliaque et l'arcade crurale ; en avant et en arrière la masse musculaire

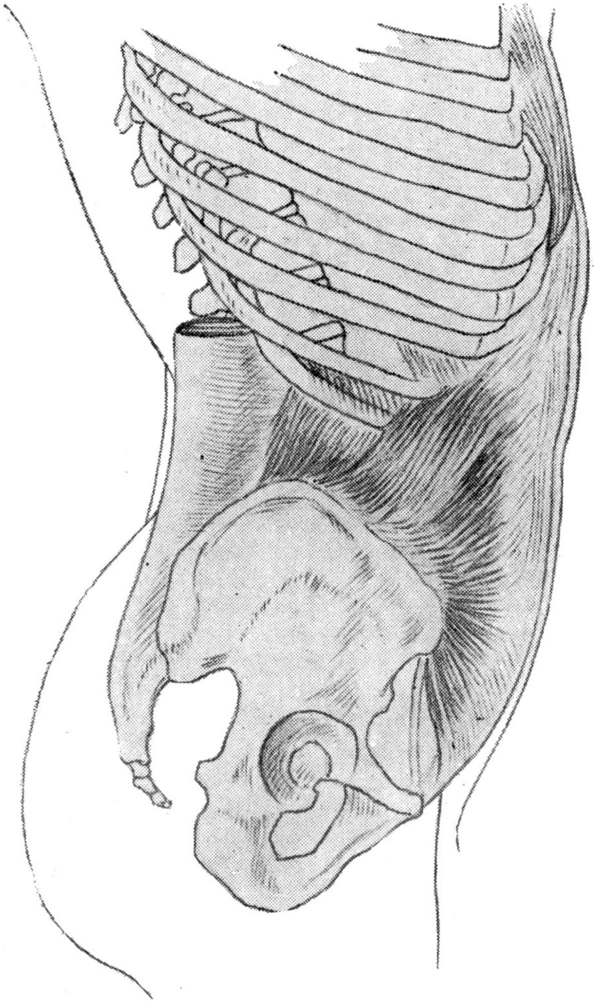

Le Muscle petit oblique

se perd dans deux nappes fibreuses : aponévrose antérieure, aponévrose postérieure du transverse. Le transverse tire directement en dedans les dernières côtes. Il diminue considérablement le diamètre transversal de la cavité thoracique.

Au point de vue *abdominal,* la sangle musculaire ainsi constituée réalise *un double système de brassage : système vertical,* réalisé par les deux puissants muscles du grand droit, qui pétrissent la masse intestinale de haut en bas ; *système transversal,* réalisé par le grand oblique, le petit oblique et le transverse, qui pétrissent la masse intestinale horizontalement.

2. L'expiration volontaire

Au point de vue *thoracique, respiratoire,* les muscles de la sangle abdominale sont *des expirateurs volontaires.* Il faut distinguer l'expiration *simple,* normale, passive, qui est la conséquence, d'une part, du jeu de l'élasticité pulmonaire, d'autre part, du refoulement du diaphragme de bas en haut par la masse intestinale, élastique parce qu'en grande partie gazeuse, comprimée durant l'inspiration.

Mais, il y a *l'expiration volontaire,* forcée, active, celle de la toux, du rire, de l'éternuement, celle du culturiste qui veut largement aérer ses bronches. Les muscles abdominaux, que nous venons de décrire, ont ici une double action : ils compriment les côtes en les abaissant en bas et en dedans et diminuent le diamètre transversal de la cage thoracique ; ils compriment latéralement la masse abdominale qui, repliée vers le haut, soulève le diaphragme : il y a diminution importante du diamètre vertical du thorax et importante chasse d'air.

Par le jeu très précis des muscles de la sangle abdominale, *deux importants problèmes sont physiologiquement résolus :* celui de *la respiration,* celui de *la constipation.*

3. Le tube intestinal

Cette sangle musculaire recouvre, en effet, *le long tube* gastro-intestinal, protégé par le péritoine, tube où s'élabore la chimie nutritive de notre organisme, mais où se forment aussi, sans arrêt, nuit et jour, toute

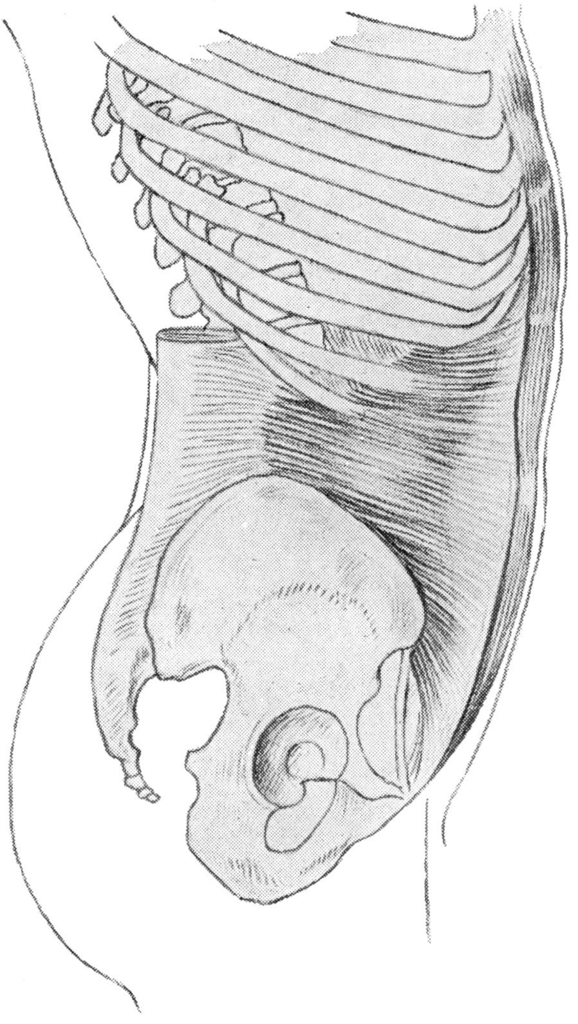

Le Muscle transverse

notre vie durant, des toxines nocives pour tout notre corps, surtout pour nos artères et pour notre moral.

On ne pense jamais assez à l'importance considérable du *tube intestinal* dans notre santé. Il faut rappeler que l'intestin comprend deux parties : *d'une part,* intestin grêle, avec le duodénum, long de 25 centimètres, le jéjuno-iléon, long de 6 à 8 mètres ; *d'autre part,* le gros intestin : cœcum et appendice, côlon ascendant, transverse, descendant, anse sigmoïde et rectum, dont la longueur est d'environ 1,90 m.

Ainsi, notre tube intestinal atteint une longueur totale de près *de dix mètres.* On conçoit sans peine l'importance de ce puits de toxines, sans cesse rempli, et dont l'évacuation n'est que trop souvent incomplète, irrégulière.

4. La constipation

La constipation est rare à la campagne. Elle est la maladie des villes, la rançon de la vie moderne, le produit d'une hygiène générale défectueuse ou d'une alimentation physiologiquement fausse. Elle est aussi bien souvent le résultat d'un système nerveux surexcité ou, tout au contraire, atonique.

Il existe, en effet, deux grandes formes de constipation : *constipation atonique,* due à un manque de motricité des fibres musculaires du tube intestinal, fréquente chez les amaigris et les asthéniques ; *constipation spasmodique,* due à une contracture de ces fibres musculaires, fréquente chez les nerveux surmenés.

Dans ces deux cas, *l'abus si fréquent des laxatifs* amène de véritables désastres. Certes, leur emploi entraîne une exonération intestinale, pénible, mais rapide. Mais celle-ci est bientôt suivie d'une contracture réflexe ou d'une atonie de réaction bien plus importante qu'avant l'absorption des laxatifs : constipation secondaire, qui suit habituellement de véritables débâcles diarrhéiques, que le malade tentera de forcer par une dose croissante de médicament ; *cercle vicieux* d'où il ne sortira plus. Ainsi est créée une intoxication permanente de tout l'organisme par les résidus intestinaux, doublée très vite par un état d'irritation nerveuse rendant la vie pénible, lié lui-même à un dérèglement vago-sympathique directement en rapport avec l'abus médicamenteux.

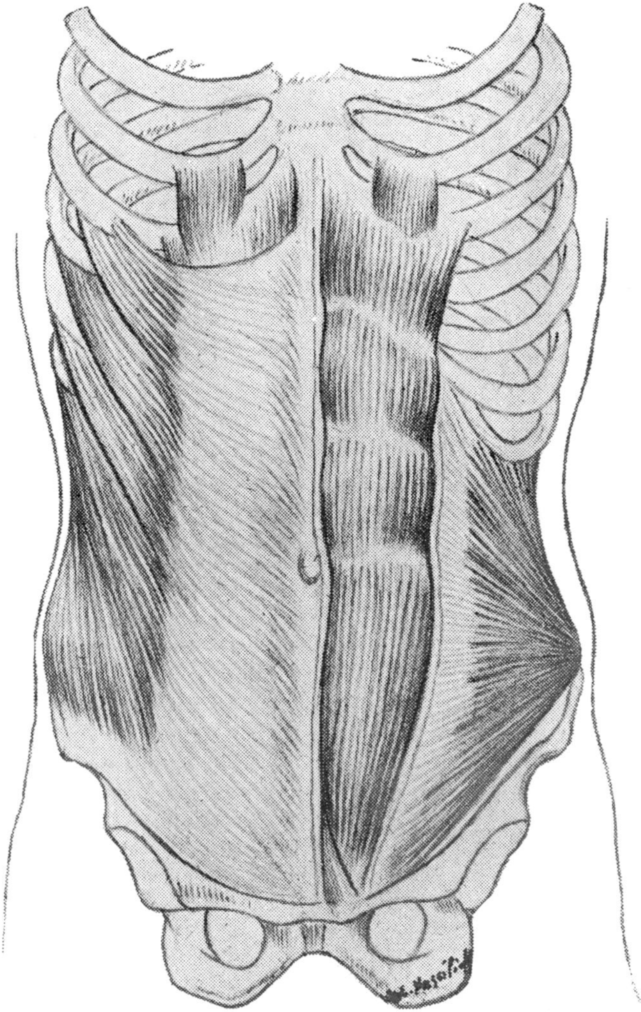

Le Muscle grand droit de l'Abdomen

5. Les désordres de la constipation

Maladie individuelle, fortement aggravée par l'individu lui-même, la constipation peut avoir des conséquences individuelles, conjugales, sociales, d'une importance considérable.

La constipation entraîne des *désordres physiques variés :* désordres *cutanés* (eczéma, urticaire), *hépatiques* (ictère, cholécystites), *rénaux* (néphro-cystites colibacillaires, si fréquentes chez les femmes), *nerveux* (maux de tête, vertiges, irritation, asthénie physique, dépression morale).

Nous mettons ici le doigt sur un des pivots physico-moraux de l'individu. *Les désordres intellectuels de la constipation sont évidents, fréquents :* obnubilation intellectuelle, capacité de rendement diminuée, sensation intime d'intoxication entraînant une perte de maîtrise, de confiance en soi, irritation psychique, diminution du sens de l'attention. Les sujets intelligents éprouvent fort nettement cette perte pénible de leur contrôle, cette impossibilité d'être soi-même.

La constipation modifie les traits du visage : teint plombé, traits plus marqués, cerne des yeux, expression de lassitude. Les femmes soucieuses de leur beauté, c'est-à-dire toutes les femmes, ne perdront jamais de vue cette vérité : qu'une belle peau ne s'acquiert pas avec des produits de beauté, même onéreux, par des pratiques externes obligatoirement compliquées et mystérieuses, mais par un régime alimentaire approprié et, surtout, par un bon fonctionnement intestinal. Loin de moi l'idée de condamner les produits de beauté, ainsi que le massage de la face : ils sont excellents, utiles, mais ils doivent toujours rester *accessoires.*

6. Les ptoses

Il est une seconde maladie dont la pratique médicale montre la grande fréquence et les résonances lointaines : *la ptose,* ou descente des organes.

La ptose *gastrique* est la plus fréquente et la plus connue. Sa symptomatologie est très variée et peut parfois en imposer pour une maladie grave de l'estomac, chez les gens âgés par exemple. Les signes nerveux dominent le tableau des ptoses gastriques. Sans entrer dans des explications qui seraient par trop techniques, l'anatomie fournit l'explication de ces nouvelles connexions physico-morales. Autour et derrière l'estomac sont des organes nerveux particulièrement développés et sensibles : abondants filets du plexus intra-musculaire, du plexus sous-muqueux, filets gastriques du sympathique s'entrecroisant avec ceux des deux ganglions semi-lunaires, des nerfs grand et petit splanchnique ; et surtout *plexus solaire,* un des plus importants amas nerveux de l'économie, dont les filets irradient dans tous les organes intra-abdominaux. Soulignons encore les anastomoses de tous ces nerfs avec le phrénique, nerf moteur du diaphragme, muscle dont l'importance considérable n'a pas besoin d'être prouvée.

Ainsi, les symptômes des ptoses gastriques sont variés à l'infini : points douloureux parfois très éloignés du point classique, épigastrique ; symptômes respiratoires, mais surtout symptômes *psychiques* : anxiété permanente, angoisses nocturnes, agitation, instabilité psychique.

Les ptoses *rénales,* pour être moins connues, n'en sont pas moins fréquentes. Les désordres psychiques qu'elles entraînent sont tout aussi marqués et constituent parfois les seuls signes de la maladie, tant les signes physiques sont souvent estompés. Il est bien d'autres ptoses (hépatique, splénique). D'ailleurs, les malades offrent presque toujours de la ptose de plusieurs organes, ce qu'explique parfaitement l'anatomie.

Beaucoup de ptosiques se présentent non comme des organiques, mais comme des *psychiques.* Souvent ce sont les psychiatres qui les observent : des cures de repos, d'isolement, dans des établissements de santé spécialisés, sont tentées, sans aucun résultat (parfois avec aggravation), alors qu'une ceinture, un régime alimentaire approprié, une culture physique, bien comprise, douce, régulière, progressive, auraient amené la guérison.

7. La cause des ptoses

Car voici la cause des ptoses : *l'atonie,* insuffisance de tonicité des muscles et des ligaments. *Tout muscle qui ne travaille pas est voué à l'atonie d'abord, à l'atrophie ensuite.* L'élasticité, une des propriétés essentielles des muscles, s'entretient par le travail musculaire. Les organes sous-jacents, non brassés, l'intestin par exemple, s'encombrent de toxines. Cercle vicieux, ces toxines vont secondairement infecter les muscles, lisses et striés, ainsi que les fibres tendineuses. Ces dernières n'assurent plus leur rôle de soutien.

Certes, la théorie des ptoses est encore discutée, car complexe, mais le rôle de l'auto-intoxication, surtout à point de départ intestinal, est indéniable. C'est ainsi, pour citer une autre ptose très fréquente, que *la chute des seins* s'observe avec une très grande fréquence chez les femmes intoxiquées par le mauvais fonctionnement soit du foie, soit des reins, soit de l'intestin.

D'ailleurs tout massage restaure la santé par un double mécanisme : brassage des viscères et des muscles, donc accélération de la circulation ; d'autre part libération de toxines par pétrissage musculaire.

Le meilleur massage de la masse intestinale n'est-il pas réalisé par les mouvements des muscles de la paroi abdominale ?

8. Désintoxication viscérale par la gymnastique

Or, *il n'est pas de muscles du corps plus négligés que ceux de la sangle abdominale.* A l'état de repos, elle fonctionne peu. Au cours d'une marche, mais effectuée librement, amplement, ainsi qu'il faut s'efforcer de le faire le plus possible, ses muscles travaillent bien. Ils travaillent aussi au cours de la gymnastique respiratoire. Mais le nombre des individus qui savent marcher *en faisant fonctionner leurs muscles* est aussi restreint que celui de ceux qui savent respirer. Triste spectacle que celui de ces sangles abdominales, noyées dans des masses adipeuses, chez des sujets parfois jeunes, qui n'ont jamais eu la moindre idée de l'importance de tels muscles !

Retenons bien cette importance capitale pour la santé physique et morale. On en conseillera le développement chez l'enfant, chez la jeune fille surtout. Cette culture de la sangle abdominale est d'ailleurs délicate : elle sera confiée à des spécialistes connaissant l'anatomie, parfois sous surveillance médicale.

Beaucoup de ces mouvements de gymnastique abdominale sont, il faut le reconnaître, difficiles à exécuter, pénibles à répéter. Ils exigent volonté et persévérance. Ils seront d'abord exécutés par le moniteur, qui en expliquera la physiologie. Ils seront répétés par les élèves très lentement, très progressivement. Ils seront toujours surveillés.

Les *résultats* sont nombreux :

— **Résultat immédiat :** brassage intestinal et amélioration de la constipation avec toutes ses conséquences ;

— **Résultats à distance.** Il y en a plusieurs ; en voici un fréquent : amélioration de l'aérophagie, amélioration du fonctionnement du diaphragme, amélioration de la fonction respiratoire par augmentation de l'aération pulmonaire ;

— **Résultats secondaires.** Ils sont *physiques :* dégorgement du foie, disparition des dermatoses (eczéma, urticaire) qui en étaient la conséquence. *Amélioration psychique* et morale surtout. Cette amélioration n'a rien de mystérieux : elle est la suite logique, naturelle, obligée, de la désintoxication générale produite par la culture physique. Diminution de la nervosité, disparition de l'insomnie. Apparition du calme, de la maîtrise des nerfs.

9. Effets psychiques de la désintoxication

Les malades intoxiqués, soumis à la culture physique, *renaissent.* C'est l'expression qu'ils emploient souvent pour préciser leur amélioration. On apprécie alors que la radieuse bonté a son épanouissement aidée par la maîtrise de soi, par le calme, par la confiance en soi-même. On peut aussi prouver que *l'admirable faculté de réagir,* puissant levier qui peut mouvoir une destinée, n'est parfois que *la simple conséquence d'une désintoxication viscérale.*

Ici encore nous mettons le doigt sur un *joint* du physique et du moral. On sait l'importance qu'attribuait le docteur Pauchet à *l'optimisme,* au bon optimisme, calme, motivé ; l'optimisme, clef de facultés maîtresses : bienveillance, puissance de persuasion, volonté, persévérance. Il est une *base physique* à tout optimisme : un *bon fonctionnement intestinal* entraînant la désintoxication psychique, *un large et souple jeu pulmonaire* assurant l'aération morale.

CHAPITRE VI

Respiration et insuffisance hépatique

« Toute maladie est une échéance et non un accident, c'est-à-dire que la maladie est préparée de longue date par des fautes d'hygiène. »
Dr Victor PAUCHET, *Le Chemin du Bonheur.*

1. Les signes nerveux de l'insuffisance hépatique

Boerhaave, médecin de génie, qui vivait en Hollande à la fin du XVIIe siècle, a écrit : *« Sur cent maladies, il en est une à peine où le foie n'est pas atteint. »* De nos jours cette vérité subsiste. Bien plus : les nouveaux aspects de la pathologie contemporaine ne font qu'étayer cette assertion.

Nous n'entreprendrons pas la description des différentes fonctions du foie. Elles sont d'ailleurs assez bien connues, dans l'ensemble, du grand public. Le foie *a une sécrétion externe : la bile ; de multiples sécrétions internes ;* il élabore l'urée, le glucose, le fer, le soufre, simple énumération qui souligne l'importance physiologique considérable du foie dans notre organisme. A l'état sain, le foie préside à toute la nutrition de tous nos tissus ; au cours des maladies il est la citadelle de l'organisme et dans bien des états graves le pronostic de la maladie dépend directement de son fonctionnement.

On nous permettra d'insister sur les *signes nerveux* de l'insuffisance hépatique.

Les maux de tête sont les plus fréquents : intermittents ou continus, ils siègent au front ou dans toute la tête ; ils affectent souvent deux types : soit douleurs localisées à la nuque, particulièrement déprimantes et angoissantes pour le sujet, soit douleurs localisées à une moitié, une partie du crâne et réalisant le tableau classique et bien connu de la migraine.

Les névralgies peuvent siéger aux espaces intercostaux, au niveau du membre inférieur (sciatique) ou du membre supérieur, où s'installe la névralgie cervico-brachiale, dont la fréquence semble augmenter.

Les vertiges sont d'une fréquence extrême et leur intensité peut être considérable, jusqu'à provoquer la chute. Souvent il existe un état vertigineux léger mais permanent, avec nausées, ce que notre vénéré maître, le professeur Gilbert, nommait : *le mal de mer des hépatiques.* Ces vertiges s'accompagnent d'une sensation de chute possible : ils créent dans le psychisme un état de crainte, d'insécurité, qui détermine le malade à faire le moins de mouvements possible et lui conseille la funeste sédentarité.

L'insomnie est fréquente, tenace, se produisant surtout entre 2 et 5 heures du matin : durant ces heures le sujet est très lucide, parfois même un peu agité : il se rendort à l'aube et se lève épuisé. La preuve de l'origine hépatique de cette insomnie est la guérison par les cholagogues. *Le calomel est l'hypnotique de l'hépatique.* Nous trouvons ici encore l'intrication des signes physiques et psychiques. La *torpeur* intellectuelle est bien connue. *L'asthénie* physique et morale se déclenche au moindre effort. Tout le monde saisit le sens des mots : *hypochondrie* et *mélancolie.* Etymologiquement le premier signifie : sous les côtes, et le second : bile noire, mots forgés d'excellente manière et qui soulignent les causes physiologiques d'états psychiques. De même le mot *atrabilaire,* d'origine latine, qui signifie encore : bile noire.

2. La cholestérine

Il est une notion nouvelle qui éclaire la médecine contemporaine et vient démontrer excellemment *l'importance de la respiration dans l'insuffisance hépatique :* c'est l'étude récente de la *cholestérine.*

La cholestérine est un corps chimique dont la formule, très complexe, présente d'importantes analogies avec celles des corps gras, des lécithines en particulier, si abondantes dans le tissu nerveux. Cette formule a des chaînes communes avec celles des acides biliaires et sa ressemblance, par ailleurs, avec les hormones génitales et la vitamine D n'est pas la moindre de ses caractéristiques.

Normalement il y a 1,9 gr de cholestérine dans un litre de sérum sanguin humain. Elle provient de l'alimentation, et les aliments très riches en cholestérine sont : les graisses, le beurre, les coquillages et crustacés, les abats, les œufs. La cholestérine est fabriquée probablement par la rate, mais c'est le foie qui préside à sa répartition. Or, si celui-ci est troublé, les plus graves désordres peuvent être créés : du côté de la peau, la cholestérine produit le *xanthélasma,* petites plaques jaunes surtout observées au niveau des paupières ; du côté des *artères,* la cholestérine produit leur athérome, leur infiltration, puis leur durcissement : elle contribue pour une part considérable à la formation de l'*artériosclérose,* dont les manifestations aiguës et chroniques sont si douloureuses, si bruyantes. La reproduction expérimentale de l'artériosclérose a été réalisée, en laboratoire, sur certains animaux par absorption massive de cholestérine.

La cholestérine infiltre les milieux oculaires, s'y dépose en plaques qui peuvent créer la *cécité.* La cholestérine constitue la majeure partie des *calculs biliaires* et *rénaux.*

Son métabolisme présente de curieuses variations au cours des maladies infectieuses aiguës (typhoïde en particulier) et au cours de la grossesse, où elle vient expliquer les complications hépato-biliaires de cet état.

On conçoit toute l'importance de ce corps chimique, la place prédominante qu'il est en train de prendre dans la pathologie générale, l'explication satisfaisante qu'il fournit de bon nombre de symptômes morbides.

Certains auteurs voient dans l'excès du cholestérol sanguin un terrain propice au développement du cancer.

3. Répartition de la cholestérine dans l'organisme

A part de rares exceptions, les troubles dans le métabolisme de la cholestérine relèvent du *mauvais fonctionnement du foie.* Il peut y avoir diminution de la quantité de cholestérine dans le sang *(hypocholestérinémie)* ou l'inverse ; l'*hypercholestérinémie est d'ailleurs très fréquente.* Ses symptômes cutanés sont faciles à vérifier et son tableau général se confond avec celui de l'insuffisance hépatique en général.

Nous n'avons pas ici la place nécessaire pour donner toute l'ampleur nécessaire à une étude sur la cholestérine. Très nombreux et très curieux sont les signes de l'intoxication par la cholestérine : vertiges, maux de tête pouvant faire redouter une tumeur cérébrale, absences de mémoire pour les faits les plus ordinaires : ces absences sont parfois mises sur le compte d'une psychose ; pertes d'équilibre créant une pénible sensation d'insécurité. Beaucoup d'hypercholestérolémiques sont des sédentaires, gros mangeurs, auto-intoxiqués chroniques qui ingèrent plus qu'ils n'éliminent.

Comment la cholestérine sort-elle de notre organisme ? Par trois voies :

1) La voie hépatique. La sécrétion biliaire déverse la cholestérine dans l'intestin. On comprendra toute l'importance de la gymnastique respiratoire qui, par l'intermédiaire du diaphragme, vient brasser le foie.

2) La voie cutanée, en particulier les glandes sébacées. La transpiration assure une grande élimination de cholestérine. C'est dans la sueur active, celle qui résulte de l'exercice musculaire, que l'élimination de la cholestérine est surtout active. La sueur a une composition qui diffère de celle de l'urine : elle élimine des produits qui lui sont propres. La sueur assure une puissante désintoxication aux organismes empoisonnés par la vie dans les villes. La sudation ne sera jamais oubliée dans le traitement de l'hypercholestérolémie.

3) Enfin la voie pulmonaire.

Voici bien l'une des dernières acquisitions de la biologie contemporaine que nous devons à la jeune école médicale toulousaine. Apportée par l'alimentation, débitée par la rate et le foie, la cholestérine subit, dans sa réglementation, deux *influences :*

1) Celle du *système nerveux végétatif,* vague et sympathique. D'ailleurs la cholestérine est abondante dans le système nerveux, dans les cylindraxes et fibrilles nerveuses, et son importance semble considérable dans la conduction de l'influx nerveux. Des expériences ont montré l'influence de l'excitation des nerfs périphériques sur le cycle de la cholestérine.

2) Celle de la *respiration*. Le sang veineux est plus riche en cholestérine que le sang artériel, celui qui vient d'être oxygéné. *Durant la traversée pulmonaire, il y a utilisation de la cholestérine, oxydation,* transformation en autres corps mal connus, probablement utiles pour l'organisme. Sans entrer dans des détails par trop techniques voici, *en résumé,* un corps chimique, la cholestérine, que l'on retrouve avec une fréquence extrême dans l'insuffisance du foie, dans les maladies de cet organe, dans les grandes maladies générales *et dont le métabolisme est soumis à l'acte respiratoire*. Le poumon est le grand régulateur de la cholestérine dans le sang.

Sous le nom de *métabolisme* on entend la transformation que subit un corps chimique, un organisme vivant (organe frais, par exemple) après son introduction dans l'organisme humain. Il est assimilé et ses parties utiles absorbées (anabolisme). Les résidus inutiles sont éliminés (catabolisme).

Voici donc une notion nouvelle d'importance capitale dont il y aura lieu de tenir compte dans le traitement de l'insuffisance hépatique : la respiration se révèle comme une voie d'excrétion aussi importante que le rein.

Traitement diététique, certes ; traitement médicamenteux souvent ; mais aussi traitement *musculaire et respiratoire.*

Le traitement respiratoire de l'hypercholestérinémie est justifié anatomiquement et physiologiquement. Avant tout : brûler les déchets. Les conclusions des immortels travaux de Lavoisier, corroborés par les données les plus récentes de l'anatomie, de la physiologie, de la pathologie montrent que le poumon vient en tête des organes éliminateurs.

« Le civilisé est un asphyxié chronique par insuffisance respiratoire », précisent le Professeur Guy Laroche et A. Grigaut. Aussi ces auteurs dans le traitement de l'hypercholestérolémie mettent sur le même plan, et le régime alimentaire et la gymnastique respiratoire méthodique.

4. Le foie et la respiration

En effet les connexions anatomiques, circulatoires, du foie et de l'arbre respiratoire sont nombreuses. Le foie est largement situé sous la coupole diaphragmatique. Il est pétri par la contraction de cet éventail musculaire respiratoire. On sait combien, pathologiquement, le foie peut être abaissé par les pleurésies de la base droite. La veine cave inférieure, où aboutissent toutes les veines de l'étage sous-diaphragmatique du corps, est réunie à la veine cave supérieure, tronc commun de toutes les veines du thorax, par un large canal : la veine azygos. La veine porte, qui amène au foie tout le sang de la rate, du pancréas et du long tuyau intestinal avec ses toxines (*porta malorum,* écrivaient les Anciens !), présente d'importantes anastomoses porto-péri-pulmonaires. Incursion anatomique qui prouve que foie et poumons ne sont pas deux systèmes sans rapports.

La physiologie contemporaine a montré les étroites connexions du foie avec les *glandes à sécrétion interne.* D'ailleurs, à un certain point de vue, le foie est une glande endocrine et sécrète des hormones anti-anémiques. Les rapports du foie avec le système nerveux végétatif sont tout aussi importants : vagotonisme et sympathicotonisme hépatique régularisent la production de l'acide lactique musculaire, dont l'excès contribue à former l'asthénie, aux résonances psychiques si lointaines.

Ce sont là des données toutes récentes qui nous permettent d'obtenir, par l'intermédiaire du foie, une action thérapeutique énergique et précise sur des éléments anatomo-physiologiques (glandes endocrines, système nerveux végétatif) bien difficiles à appréhender autrement.

D'ailleurs on sait que dans les cures thermales hépatiques, dont la plus justement célèbre est celle de Vichy, une large part du traitement est réservée à la physiothérapie : *massages généraux, massages locaux sous l'eau, diathermie, rayons ultra-violets, gymnastique respiratoire.*

5. La culture physique chez les hépatiques

La culture physique, modérée, dosée selon le sexe et l'âge, remplit *plusieurs indications :*

— D'une façon générale, *elle active les combustions* et, productrice d'une sueur modérée, elle élimine par voie cutanée une part importante d'urée. La fonction uréopoiétique (formation d'urée) est une des plus importantes du foie. Son insuffisance peut déterminer une augmentation de l'urée dans le sang (à un faible degré, c'est l'azotémie ; à un degré important, c'est l'urémie). La culture physique fait fonctionner le large émonctoire cutané et peut enrayer des accidents sournois et redoutables.

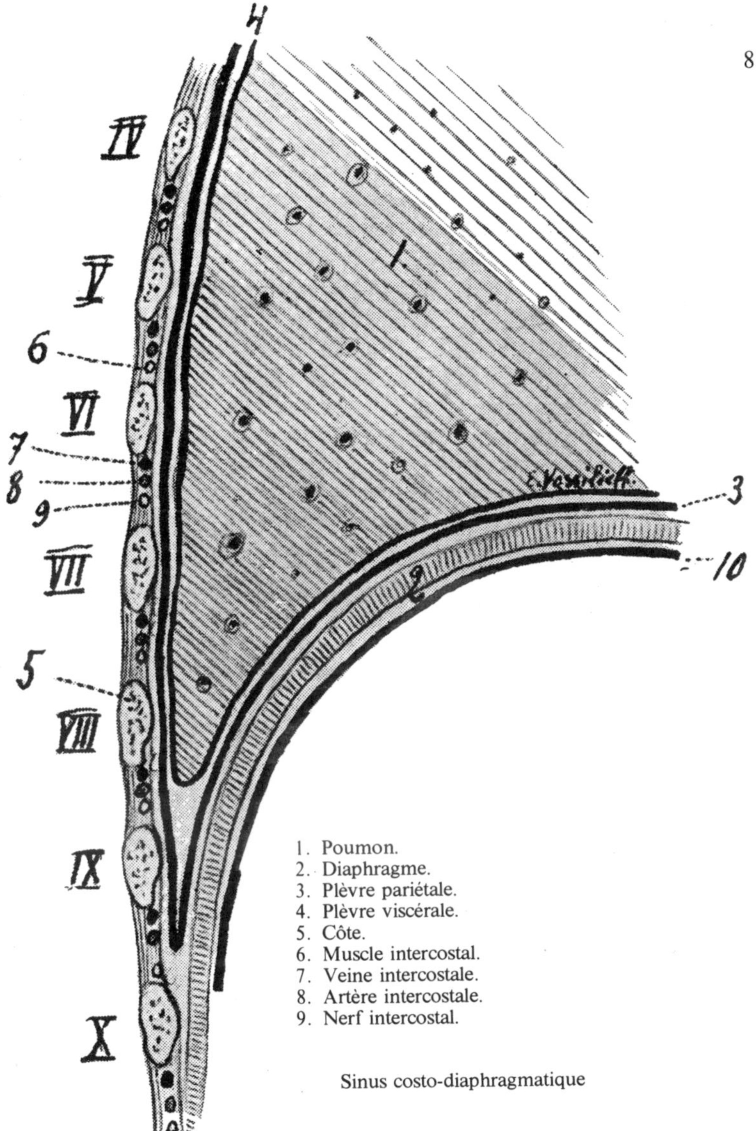

1. Poumon.
2. Diaphragme.
3. Plèvre pariétale.
4. Plèvre viscérale.
5. Côte.
6. Muscle intercostal.
7. Veine intercostale.
8. Artère intercostale.
9. Nerf intercostal.

Sinus costo-diaphragmatique

— Par les mouvements de culture physique, en particulier par ceux de la sangle abdominale, il y a *brassage* des viscères intra-abdominaux. Le foie est l'organe le plus volumineux de l'abdomen et le premier à recueillir les importants bénéfices de ce massage interne.

— Pour cette même raison, il y a *amélioration mécanique de la constipation.* Or la stase intestinale retentit directement et puissamment sur le foie. La colibacillose, après un premier temps de désordres intestino-urinaires, donne, en un second temps, des désordres hépatiques et surtout vésiculaires. En passant, on nous permettra d'insister sur l'excellence de la culture physique dans le traitement de cette maladie, si fréquente chez la femme. L'appendicite chronique non opérée, la simple constipation, maladie à elle seule, donnent souvent des complications hépatiques. Les mouvements respiratoires constituent un excellent brassage de la circulation sanguine intra-hépatique. L'anatomie donne des preuves surabondantes de cette assertion. La suppression de toute respiration pendant quelques secondes (apnée) entraîne vite une intense congestion de la glande hépatique où certains auteurs ont voulu voir la genèse de l'ictère émotif. Et si le foie est la glande du caractère (apathie, colère, mélancolie), on peut entrevoir l'importance de la gymnastique respiratoire dans le traitement de petites psychoses.

Ainsi la culture physique a une action directe et importante sur le *moral.* Avant tout elle donne confiance à ces individus qui se sentent amoindris, se croient atteints d'une maladie grave ou d'une psychose insurmontable. Le mauvais fonctionnement hépatique crée une asthénie pénible, laquelle, à son tour conseille au malade la sédentarité, cause nouvelle d'auto-intoxication. Cercle vicieux : *la culture physique est la clef qui permet au malade d'en sortir.*

Les données récentes sur la cholestérine fournissent une base scientifique solide à la nécessité *de la gymnastique respiratoire dans le traitement physique de l'insuffisance hépatique.* Voici une substance chimique d'intérêt considérable, dont le métabolisme subit de très importantes modifications au niveau de l'arbre respiratoire. Au cours de la respiration, la cholestérine est-elle brûlée ou transformée en une autre substance ? Peu importe : son débit y est régularisé.

La cholestérine entre, pour une part très grande, dans la constitution du tissu le plus noble de notre organisme : le tissu nerveux. Il est permis de penser que si les troubles nerveux, psychiques, de l'insuffisance hépatique sont si fréquents, si étendus, c'est peut-être parce qu'il y a trouble profond du métabolisme de la cholestérine. Nous saisissons ici sur le vif l'*amélioration d'un psychisme par une transformation organique*. Aussi n'est-il pas vain d'affirmer que jamais culture physique et gymnastique respiratoire n'aéreront autant notre moral que dans l'insuffisance hépatique.

CHAPITRE VII

Savoir se reposer

Le Romain qui se rendait aux Thermes d'Antoine lisait sur le fronton : *Débarrasse-toi, à l'entrée, de tes soucis afin de pouvoir t'en aller débarrassé de ta maladie ; sache bien que celui qui est obsédé ne guérira pas.*

La qualité d'un travail dépend de la qualité et de la quantité du repos physique et moral qu'on prend.

1. Un des bienfaits de la culture physique

Savoir se reposer est encore un des avantages de la culture physique. Le culturiste qui termine une série de mouvements, en pleine sudation, un peu essoufflé, connaît alors la valeur précieuse de quelques secondes de repos. Pour employer un terme sportif précis : il sait *récupérer*.

C'est dans ces courts instants de repos musculaire que les lents et profonds mouvements respiratoires acquièrent un intérêt considérable. Calmer une circulation sanguine de rapidité accrue par le travail musculaire, grâce à de fréquents arrêts respiratoires entre inspiration et expiration est une manœuvre simple et efficace que tout culturiste exécute en perfection. C'est alors que *la gymnastique respiratoire se révèle comme le complément indispensable du travail musculaire :* sur l'immense nappe pulmonaire court une circulation sanguine accélérée, en contact avec une ventilation augmentée : il y a *accroissement important des combustions,* source de guérison, de santé.

Mais nous tenons à prendre le mot repos dans son sens le plus *général,* à envisager, *de large manière,* le *problème du repos,* ayant sans cesse en vue la santé de l'individu. La pratique médicale enseigne qu'il y a, à ce propos, des notions utiles à répandre.

2. Une science du repos

Il faut poser les *bases d'une nouvelle science : celle du repos,* et créer un nouveau respect : celui du repos de nos voisins. Cette question du repos est de première importance, car une grande partie de notre santé en dépend. Voici bien de nouvelles notions qu'il convient de répandre le plus possible, car elles sont à l'état rudimentaire chez beaucoup de nos contemporains, et bien peu en saisissent toute l'importance pratique. Il n'en est pas de même dans d'autres pays : c'est ainsi qu'en Angleterre cette science du repos est connue, établie, et constitue un des charmes de la vie anglaise ; de même dans les pays scandinaves.

On ne saurait trop répéter que le repos doit être physique et moral. On doit s'y livrer, au cours de nos trépidantes journées, à des intervalles assez réguliers : il faut savoir se ménager quelques instants, quelques minutes seulement de repos. Ce sont de petits îlots de repos où l'on arrivera, par entraînement, à obtenir un relâchement musculaire complet et un vide psychique presque total.

La relaxation musculaire qui fait partie de l'éducation anglo-saxonne est absolument inconnue chez nous. Le médecin doit très souvent l'expliquer à son malade et lui indiquer la manière élémentaire de procéder. Un but à atteindre : dominer ses nerfs. Il faut savoir que la relaxation — décontraction musculaire générale et psychique — n'est pas toujours facile à obtenir.

Il est indispensable de s'allonger horizontalement. De cette manière seulement on parviendra à une détente de tous les muscles. Mais celle-ci ne sera profitable que si l'on y associe le repos moral. On obtient ce nouveau but par l'entraînement et tout le monde sait qu'on arrive fort bien à ne penser absolument à rien durant quelques instants. *On aidera à la venue de ce calme moral par de larges et profondes inspirations* (1).

1. Voir à ce sujet l'excellent ouvrage de Marcel Rouet : *Relaxation psychosomatique* (Editions Dangles).

Cette conjugaison de relâchement musculaire et de vide mental est indispensable pour obtenir une amélioration. Elle est la condition essentielle d'une bonne reprise. Certes la possession de ce résultat n'est pas immédiate. Un entraînement très simple, mais continu, progressif est nécessaire : rapidement on apprécie les bienfaits de ces cures et cette amélioration est un précieux encouragement. La recherche du calme est un des éléments de la science du repos. Il nous faut signaler une fois de plus ici l'importance du BRUIT dans la vie moderne, la nocivité extrême de ses effets sur notre système nerveux. Le bruit est un poison aussi dangereux que les toxines microbiennes. Il est contagieux comme elles. Il n'entre pas dans le plan de cet ouvrage de traiter le problème si important du bruit : toutes les initiatives qui luttent contre ce fléau doivent être encouragées.

Ainsi le *repos physique est la condition essentielle de notre équilibre physique et moral.* Le calme, la confiance, la maîtrise de soi, qualités offertes par la pratique de la culture physique, l'optimisme, qui en est leur conséquence, toutes ces forces qui assurent une efficace prophylaxie mentale sont à la base du repos.

3. Le repos doit être physique et moral

Les praticiens connaissent bien l'importance du repos physique et moral dans le traitement des maladies, principalement des infections aiguës. Le traitement, souvent compliqué, de ces affections sera administré durant la journée, à certains intervalles déterminés, et non de manière continue, de façon à fournir aux malades des heures de repos complet. On sait toute la nocivité des visites longues et répétées chez les convalescents et les opérés.

Nous devons nous reposer, apprendre à nous reposer, non seulement dans *l'intérêt de notre santé,* mais aussi dans *celui de notre travail.*

Dans le domaine physique, c'est durant le repos que les forces musculaires se réparent. L'étude de la digestion montre que c'est entre les repas, durant le repos de l'estomac, que se fait l'incorporation intime des produits nutritifs à nos tissus, la véritable assimilation. La vie même de notre organisme en dépend, et bien entendu, notre santé physique.

Vérités bien connues, même du grand public, et que nous rappelons seulement pour souligner qu'il en est exactement de même dans le domaine intellectuel. C'est durant le repos moral, durant le sommeil surtout, que se produisent le classement et l'utile assimilation des matériaux absorbés par le cerveau durant l'effort intellectuel soutenu. Le véritable travail intellectuel, celui qui aboutit au mot exact qu'on a cherché si longtemps, au plan maintenant précis, après avoir été incohérent, au développement lumineux, *ce véritable travail intellectuel* se fait *tout seul* dans le subconscient et surtout *durant le repos,* qui est la condition essentielle de son éclosion.

Cette élaboration est bien connue des écrivains et des artistes. Laisser décanter est la formule de bien des ouvriers de la pensée. *Le repos devient même une des conditions de la valeur d'une œuvre.*

Ainsi le vrai repos est avant tout *productif* ; le travailleur manuel, le travailleur intellectuel n'oublieront jamais ce principe, *cette loi : la qualité d'un travail produit dépend de la qualité et de la quantité du repos qu'on prend.*

Savoir se reposer est une nécessité impérieuse pour la santé de notre *descendance.* L'hérédité est une puissance, certes bien obscure, mais combien efficace et redoutable. Tous les jours nous en constatons les bienfaits, surtout les méfaits.

4. La question de l'eugénisme

S'il existe des règles précises pour obtenir la naissance de produits végétaux sélectionnés ou le développement de races animales parfaites, il est navrant de constater qu'il n'en existe aucune pour la reproduction humaine. L'*eugénisme* est totalement inconnu dans le public, même dans des milieux cultivés. La moquerie est la récompense de celui qui tente d'en exposer la nécessité. Il n'est connu que comme prétexte de plaisanteries épaisses et invariables. On est désolé, étonné, au plein sens de ce mot, quand on voit des tuberculeux, des anémiques reproduire leur pitoyable physiologie sans même daigner prendre l'avis de leur médecin.

Considérons seulement les cas normaux. L'être humain est le plus souvent engendré dans des conditions physiques déplorables ; par hasard, au soir d'une journée épuisante, au cours d'une poussée congestive qui suit un repas trop copieux, parfois dans une semi-ivresse.

L'eugénisme sera un des plus beaux chapitres de la médecine de demain, de cette médecine que nous voudrions surtout *préventive.* Certes, c'est une science actuellement en formation, mais avec déjà des avenues claires et des fondations solides.

Voici une pierre inébranlable : le repos physique et le repos moral sont nécessaires pour la santé de nos descendants. Pensons quelle sera leur hérédité si nous leur transmettons des nerfs surmenés, des muscles surchargés de toxines, un psychisme de pessimiste ! Leur vitalité sera déficiente et leur terrain sera tout préparé pour le développement des maladies organiques et des psychoses.

5. Les vacances

Les vacances sont normales, nécessaires ; dans notre vie moderne elles ne sont plus un luxe, mais un besoin vital. Mais combien peu savent utiliser convenablement ce temps qui leur est offert ! Cependant, employée ainsi qu'il conviendrait, cette période serait bienfaisante, réparatrice de nos forces physiques et morales.

Nous pensons que le médecin a un rôle important à jouer dans ces circonstances. Il conseillera fermement son client, lui montrera comment il ne faut pas prendre de vacances, mais comment il convient d'organiser un repos logique et bienfaisant. C'est un des devoirs les plus impérieux du médecin de demain que de développer, dans l'esprit de ceux qui viennent le consulter, les bases de cette science du repos.

Pour beaucoup, les vacances sont une *fuite éperdue*. Il convient, durant un mois, de se griser de vitesse et, pour accomplir un itinéraire fixé d'avance, d'atteindre des allures excessives pour conserver cette maudite « moyenne », cause de tant d'accidents ! Les lieux traversés n'ont plus aucune importance. On passe très vite devant ce musée — nos charmants musées de province ! — où dort un Goya qui serait notre délectation. On s'arrête dans cette ville, célèbre pour sa cathédrale magnifique, mais le temps presse toujours et il faut d'abord manger. On envoie le chauffeur la contourner et on fera siennes ses impressions ! (Vu, entendu et certifié exact à Albi !) On ne voit rien, on ne retient rien, on ne goûte rien, mais on va vite. De tels touristes ne voyagent pas : ils semblent *fuir* les lieux qu'ils traversent. Peut-être *se fuient-ils eux-mêmes* ?

Pour d'autres, les vacances permettent des voyages qui seront des *conquêtes*. Je fais allusion à ces voyages circulaires, accomplis en groupes, dirigés, et qui sont très fréquents depuis plusieurs années. Ici, il y a progrès : on s'arrête un peu dans les villes ; des guides, dont l'érudition peu sûre déclenche une joie bienfaisante, font traverser au pas de course des musées qu'on dira avoir visités, ils fournissent aussi quelques explications sommaires sur les paysages qu'on franchit. Mais on voit trop, on marche trop, on se presse trop. L'itinéraire, qu'on énumérera avec volubilité au retour, est épuisant. *Le surmenage intellectuel* et la *fatigue* physique sont obligatoires : la *confusion* et la *dépression* en sont les conséquences.

Pour d'autres encore, les vacances consistent à *séjourner* sur une plage ou dans une station climatique. Mais ici, *la mondanité sévit* : bals, dancings, fêtes nocturnes, casino et ses jeux. On se livre, sans entraînement, à ces plaisirs épuisants, stériles et parfois nuisibles. Le résultat de telles vacances est encore mauvais.

Le médecin a une position admirable pour juger de la nocivité des vacances mal prises. *Durant les semaines qui suivent les rentrées, nous ne cessons de voir à nos consultations des déprimés,* accusant des maux de tête, des vertiges, de l'insomnie, de l'asthénie physique, une inappétence intellectuelle, tous symptômes dus à ce que l'individu a pris des vacances de fatigue et non des vacances de repos. C'est épuisés qu'ils reprennent une vie épuisante et voilà un terrain favorable à l'éclosion de bien des maladies, surtout à la grippe de l'hiver.

Précisons bien qu'il est *deux sortes de vacances* : les vacances fatigantes, celles de presque tout le monde, les vacances reposantes, celles qu'il faut prendre.

Durant les vacances, il faut rompre avec nos habitudes, avec les servitudes de la ville, de notre profession. Les vacances doivent être une trêve avec la vie moderne. On se reposera dans un cadre aimé ; culture physique modérée, marche, sports seront pratiqués dans des conditions extérieures d'aération, d'insolation, qu'il est bien difficile de rencontrer dans les villes modernes. Il faut retrouver une vie simple, calme, saine, bienfaisante, comme la vie primitive, et restauratrice de nos forces physiques.

Mais voici bien les objections — un peu usées — contre le repos, qui ressortent. Le repos incite à la paresse, l'individu va s'engourdir, et ce cliché (faux d'ailleurs) : l'oisiveté est la mère de tous les vices.

6. Repos n'est pas oisiveté

Mais le repos n'est pas l'oisiveté. Il n'y a pas de meilleur repos pour les muscles surmenés que le travail intellectuel calme, modéré, générateur d'optimisme. Le pire, dans la vie, est de ne rien faire et l'on sait les bienfaits d'une occupation intellectuelle chez les anxieux. Le travail intellectuel sera continué durant les vacances et son rendement sera intensifié par le calme et la liberté dont on disposera.

Enfin voici l'occasion magnifique de pénétrer un peu en nous, de méditer sur le passé pour en tirer des leçons, des *conclusions roboratives* pour demain. Faire, avec sérénité, le point de soi-même permettra de lâcher quelques petites rancunes, inutiles et toxiques, quelques idées fausses. On pensera à s'améliorer, aux moyens pratiques d'acquérir telle nouvelle force morale. Il est permis aussi de rêver un peu et de bâtir des projets qui mûriront en dormant dans le subconscient et, un jour, surgiront, utiles.

7. Culture de la vie intérieure

Les vacances permettront la révision et la restauration de nos forces morales. Il en résultera la joie, non pas la joie extérieure, physique, bruyante, éphémère, mais la joie intérieure, calme, latente, source de confiance en soi et d'optimisme.

Mais le *sens de la vie intérieure est perdu* pour beaucoup, *non par impuissance, mais par ignorance.* Dans le calme moral et la détente physique, ce sens de la vie intérieure trouvera les meilleures conditions de la renaissance, pour l'amélioration de l'individu.

Nous trouvons encore ici la vie physique et la vie morale intimement serrées. Le repos est à l'opposé de la paresse. Il est culture physique et culture morale. Le repos doit être fructueux, bienfaisant. *Le repos doit être une des formes de la vie intérieure.*

Ecoutons la bonne vieille morale pratique de Montaigne :

« Avez-vous sceu prendre du repos ? Vous avez plus faict que celui qui a pris des empires et des villes, le glorieux chef-d'œuvre de l'homme, c'est vivre à propos. »

CHAPITRE VIII

Thérapeutique respiratoire et musculaire

« Il ne suffit pas de savoir vaguement que l'exercice fait du bien, il faut avoir des précisions sur les effets du travail musculaire, sur le rôle des muscles et sur le besoin qu'ont tous nos organes de l'activité constante de notre corps. Il faut qu'on sache, non parce qu'on l'a entendu dire, mais parce qu'on l'a compris, que la laideur, l'infirmité, la maladie, la vieillesse prématurée procèdent directement de la paresse physique. »

Dr RUFFIER

1. L'action curative de la culture physique

Les conditions de la vie moderne ont modelé la pathologie classique, en rendant plus fréquentes certaines formes anormales de maladies, en donnant un relief plus accusé à quelques-uns de leurs symptômes.

C'est ainsi que les *formes nerveuses* des différentes maladies relevant de l'arthritisme (goutte, rhumatisme chronique, diabète) sont beaucoup plus observées de nos jours qu'autrefois.

Ne pouvant pas faire de ce chapitre un traité de pathologie, nous ne citerons que quelques exemples, inspirés par la pratique et choisis parmi ces affections si fréquentes. Intéressantes par leurs aspects inattendus, ces affections peuvent être l'objet d'erreurs de diagnostic. Il faut signaler la *puissante action curatrice* de la *culture physique et de la culture respiratoire dans ces cas.*

On s'est beaucoup étonné des aspects psychiques des maladies organiques. Cependant, il n'y a là rien que de très normal. L'histologie des terminaisons nerveuses intra-musculaires montre les connexions étroites de ces deux tissus. D'autre part, l'anatomie pathologique et la physiologie soulignent la dégénérescence nerveuse qui suit l'atrophie musculaire. Ainsi, le muscle stimulerait toutes les fonctions vitales de l'organisme, en particulier la fonction nerveuse, dont il n'est pas besoin de souligner l'importance. Ainsi, nous tenons la cause des troubles psychiques dans les maladies organiques et l'explication physiologique de l'excellence de la culture physique dans leur traitement.

2. Les asthénies

Voici bien l'un des plus importants chapitres de la pratique médicale courante. Sous le nom d'ASTHENIE, on entend une maladie essentiellement caractérisée par deux symptômes : *diminution de la force musculaire et nerveuse,* avec abattement constant, lassitude au moindre effort ; il y a d'autre part *affaiblissement psychique* et ralentissement de toutes les fonctions intellectuelles.

L'asthénie est d'une fréquence considérable et je dirai que sur *dix* malades qui viennent nous consulter, *sept,* environ, se plaignent d'être fatigués. A certaines périodes de l'année, cette proportion augmente encore, et il n'est pas besoin d'insister sur l'influence nocive des conditions de la vie moderne, principalement dans les villes, dans l'apparition de l'asthénie.

Pénétrons plus avant dans sa constitution. Ce n'est pas un symptôme isolé, mais ce qu'on nomme : *un syndrome,* c'est-à-dire un groupe de symptômes que des causes physiologiques, sociales, très diverses peuvent créer.

Si l'on retrouve constamment, à la base de ce syndrome, les deux groupes de symptômes précités : *affaiblissement musculaire, affaiblissement psychique,* les aspects de l'asthénie sont variés à l'infini : *asthénie psychique* avec anidéation, amnésie, inattention, ralentissement des réflexes psychiques. Calcul, écriture, langage sont pénibles, voire impossibles.

Il y a *l'asthénie à forme gastro-intestinale* avec dyspepsies variées, avec tout le cortège douloureux des ptoses, hernies, avec la constipation atonique, véritable maladie à elle toute seule. *L'asthénie visuelle* amène souvent le sujet au spécialiste. *L'asthénie génitale* peut entraîner les désordres conjugaux et sociaux les plus graves.

Quelques symptômes épars : vertiges, maux de tête, bourdonnements d'oreille, insomnie, émotivité exagérée, conduisent le malade à consulter : la constatation d'une tension artérielle très basse permet de rattacher tous ces symptômes au syndrome asthénie.

Dans le traitement de la petite asthénie, de beaucoup la plus fréquente, les avis sont unanimes sur le point suivant : *le repos absolu est néfaste* pour ces malades, qui ne sont que des déprimés physiques et de petits anxieux. L'isolement en maison de santé produit souvent des désastres : inactif, le malade ne pense qu'à son mal, s'analyse avec une minutie extrême et tire des conclusions pessimistes et extravagantes de la constatation de malaises anodins. Une *activité physique modérée,* un *repos à la campagne ou à la montagne,* avec *marche* hygiénique, *gymnastique* ou *culture physique modérée* en chambre, produisent les plus heureux résultats. Il sera aussi utile de corriger le régime alimentaire et d'aider à la restauration nerveuse par quelques toniques appropriés.

Peut-être conviendrait-il d'imiter un peu les bêtes dans leur genre de vie. Elles ne mangent que lorsqu'elles ont faim et cessent de manger lorsque leur appétit est satisfait : l'homme mange très souvent plus qu'il ne lui est nécessaire, intoxique à plaisir son organisme et surcharge son cœur et ses artères. Les animaux ne boivent que lorsqu'ils ont soif : l'homme ingurgite alcools et liqueurs sans besoin, par habitude. Les animaux se couchent dès qu'ils sont fatigués : l'homme se surmène jusqu'à l'extrême limite de ses forces, ignore les grands bienfaits du repos associé à la diète ; il ne se couche que lorsqu'il n'en peut plus ou lorsqu'il a peur devant les progrès d'une maladie dont il a favorisé l'éclosion par sa sottise. L'homme est le seul animal à manger sans faim, à boire sans soif, à ne pas obéir aux avertissements de l'instinct de conservation.

3. La neurasthénie

La neurasthénie n'est que l'aspect psychique de l'asthénie : vaste maladie dont l'importance sociale n'est plus à démontrer. Nous ne pouvons que la citer ; de tous temps, les auteurs qui l'ont étudiée ont rapporté les excellents effets du travail musculaire dans la thérapeutique de cette affection. La culture physique est un des meilleurs traitements de la petite neurasthénie si fréquente. Voici, en effet, *le schéma du traitement* qu'il convient d'appliquer à ces malades :

— On prescrira le repos physique en interdisant les sorties du soir fatigantes, les vacances épuisantes, les causes diverses de surmenage physique qui pourraient tenir à la profession du sujet ; le travail sera dosé, régularisé.

— On rectifiera le régime alimentaire en portant toute son attention au soulagement du foie.

— Traitement médicamenteux, soit calmant, soit tonique, toujours modéré.

— Surveiller le fonctionnement intestinal, le régulariser.

— Enfin et surtout conseiller une culture physique régulière, progressive, surveillée, qui remplira d'ailleurs plusieurs de ces indications.

4. Les maladies arthritiques

On sait aussi la fréquence des trois grandes maladies : *diabète, goutte, rhumatisme chronique,* dont la cause essentielle semble bien être encore un ralentissement de la nutrition et qu'on classe sous l'étiquette arthritisme ; mot bien discuté, bien battu en brèche aujourd'hui, mais auquel il faut beaucoup pardonner parce qu'il a beaucoup servi et qu'il est encore fort utile.

On sait la fréquence des *signes nerveux du diabète,* soit névrites diverses (sciatique surtout), soit troubles paralytiques (surtout du côté de l'œil), soit troubles psychiques : fatigue musculaire, lassitude morale, tristesse, découragement, inaptitude au travail, troubles psychiques intéressants à considérer, car ils font croire que le malade est un mental, peut-être incurable, alors que c'est un organique que la thérapeutique peut sauver.

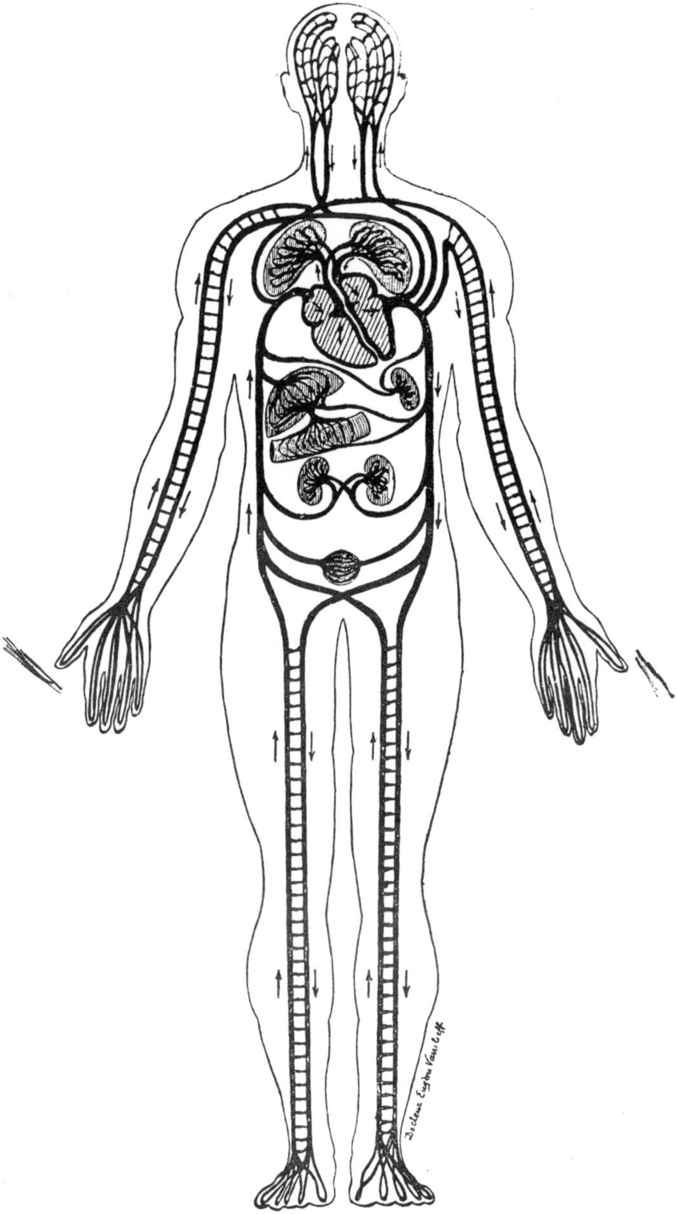

Schéma de la Circulation du Sang dans le Corps humain

On attribue à la diathèse arthritique les petits signes psychiques observés souvent chez les rhumatisants chroniques : sensibilité exagérée, inquiétude maladive, tendance au pessimisme. Certains auteurs ont été jusqu'à relier les progrès de l'arthritisme à ceux de certaines psychoses graves : aliénation mentale, neurasthénie essentielle.

Considéré au point de vue social, *le rhumatisme,* dont l'extension est croissante, est un véritable *fléau :* il diminue beaucoup le rendement de l'individu. Le rhumatisme et la neurasthénie grèvent les budgets des caisses d'assurance, de prévoyance, de compensation, plus lourdement que la tuberculose et le cancer.

Aréthée de Cappadoce, qui vivait à la fin du premier siècle de notre ère, et qui fut l'égal d'Hippocrate, a écrit à propos des rhumatismes : *« Les Dieux seuls sont fixés sur leur véritable nature. »* Avouons que nous n'en savons guère davantage. Cependant, *voici une solide assise :* le rhumatisme est le résultat d'une auto-intoxication prolongée, dont la source est très certainement l'intestin. Secondairement, viennent se greffer sur cette maladie aux variétés infinies, des troubles glandulaires, des infections microbiennes, des troubles du système nerveux végétatif, troubles qui ont peut-être encore leur source dans l'empoisonnement intestinal. Toutes les causes des rhumatismes s'intriquent.

Aussi fréquente est la *goutte,* curieuse maladie dont les manifestations aiguës sont bien connues : elles ne sont que l'expression d'une décharge de produits toxiques. Il faut savoir les respecter et leur opposer non pas un traitement actif, brutal, qui serait intempestif, mais un traitement sédatif de la douleur.

Les accidents bruyants de la goutte aiguë une fois éteints, il faut s'attaquer à la diathèse goutteuse, dont les expressions sont innombrables. Goutte viscérale, articulaire, cutanée, et surtout goutte nerveuse.

Nous voici encore sur les *limites imprécises,* variables, du physique et du moral. Migraines, névralgies diverses, brachiales et sciatiques surtout sont fréquentes chez ces sujets ; et aussi l'asthénie, l'anxiété, la dépression morale. Il existe une forme fréquente de goutte : *la goutte larvée,* caractérisée par quelques douleurs articulaires et quelques petits signes psychiques. Elle guérit fort bien par le traitement que nous exposerons et où la culture physique occupe la place principale.

On a même divisé les goutteux en *sthéniques* et *asthéniques*, portant chez ces derniers un pronostic assez sérieux. En effet, l'atteinte nerveuse par la goutte indique une grave perturbation de la nutrition générale : l'asthénie aboutit à la cachexie, puis au coma.

5. Les troubles psychiques

Cette étude des troubles psychiques légers des arthritiques est captivante : ces cas sont fréquents ; ils sont l'objet de bien des erreurs de diagnostic ; ils empoisonnent la vie des malades bien plus que les crises aiguës, douloureuses, qui, elles, sont passagères ; ils sont parfaitement curables par une thérapeutique convenable.

Cette thérapeutique s'inspire des mêmes directives chez les goutteux et chez les rhumatisants chroniques.

— *D'abord, diminuer l'apport toxique :* interdire l'introduction dans l'organisme des corps chargés de nucléines, de purines, d'acide urique. On conçoit toute l'importance du régime alimentaire.

— *En second lieu, augmenter les combustions organiques.*

— Enfin, et surtout, *ouvrir plus grandes les voies d'élimination.*

Certes, des médicaments seront utiles pour répondre à ces indications. Mais on conçoit maintenant toute l'importance de la culture physique dans ces cas, où le psychisme est aussi atteint que le physique.

La culture physique où prédominent les mouvements respiratoires :

— *augmente les combustions organiques* et brûle les réserves nutritives excessives ;

— *augmente le fonctionnement rénal.* On décrit dans l'intérieur du rein, tout près des glomérules rénaux — ces organes chargés de la dépuration de l'organisme — des petites artères animées de contraction particulièrement vives : ce sont de véritables petits cœurs intra-rénaux. La culture physique en accélère le fonctionnement et l'oxygénation ;

— *combat la stase intestinale, source de toxines ;*

— *fait fonctionner l'émonctoire cutané.* Le rôle de la peau est capital dans le rhumatisme. *« C'est par la peau qu'entre le rhumatisme, c'est par la peau qu'il doit sortir »* (Chevandier). La transpiration sur le vaste émonctoire cutané permet l'issue d'une quantité importante de toxines. N'oublions pas la FONCTION RESPIRATOIRE de la peau. Le revêtement cutané, à l'état normal, élimine du gaz carbonique et laisse passer de l'oxygène. Certes ces échanges sont très réduits puisqu'ils ne représentent que la cent cinquantième partie des échanges pulmonaires. Mais dans certains cas, intoxications diverses, urémie par exemple, cette fonction respiratoire de la peau de vicariante peut devenir importante ;

— *assure une désintoxication psychique,* fait disparaître céphalées, migraine, anxiété, procure confiance, courage et optimisme.

6. L'arthritisme

La culture physique répond pleinement à deux des trois grandes indications posées chez les arthritiques. Elle sera, bien entendu, progressive, toujours raisonnable, adaptée à l'âge et au sexe. Elle sera conseillée après minutieux examen du cœur et de la tension artérielle.

Guérit-on l'arthritisme ? Certes non, mais on peut toujours soulager des cas avancés, chroniques, invétérés. On peut obtenir l'immobilisation de la maladie dans les cas anciens moyens. On peut obtenir un recul important de la diathèse dans les cas récents et légers. On reconnaîtra que ces résultats sont appréciables.

7. Rôle préventif de la gymnastique respiratoire

Mais la culture physique a un *rôle préventif* magnifique contre l'apparition de l'arthritisme : elle fait merveille :

1) *Chez les sujets jeunes prédisposés,* par leur hérédité, à l'arthritisme ;
2) Chez les sujets que *leur genre de vie* — nourriture trop abondante, vie sédentaire — prédispose à l'arthritisme ;
3) Chez les sujets *ayant déjà eu une atteinte* arthritique légère reconnue : asthme, eczéma, urticaire, douleurs articulaires passagères.

L'action prophylactique de la culture physique est ici magnifique. Les accidents aigus, bruyants, douloureux, ne constituent pas, loin de là, toute la maladie arthritique. C'est durant les longues périodes de *latence,* entre les crises aiguës, que le sujet, par ses fautes d'hygiène et de régime, s'intoxique et prépare ces accidents.

Dans tous ces troubles, le *dérèglement vago-sympathique* joue un rôle considérable. Dans le traitement de ces malaises situés à la lisière du physique et du moral, relevant autant du médecin que du psychiatre, la culture physique occupe une place de première importance et ses bienfaits sont rapides et stables.

Nous pourrions fournir encore bien d'autres preuves : traitement des cellulites, des algies névropathiques, de la petite azotémie. La culture physique est l'équivalent d'un régime alimentaire, auquel elle doit toujours être associée. Son importance est supérieure à celle des médicaments.

CHAPITRE IX

La respiration chez l'enfant

« On ne meurt pas d'usure, mais d'encombrement. »
Dr RUFFIER

1. La souillure de l'air des villes

Les conditions de la vie moderne dans les grandes villes, le récent et prodigieux développement industriel à l'intérieur et autour des importantes agglomérations ont vicié l'air respirable d'une manière telle qu'il y a là un *danger constant et sérieux* pour *la race.*

L'air des grandes villes est souillé par *trois groupes de foyers : foyers industriels,* les usines diverses, les chemins de fer, les remorqueurs dans le cas de fleuve traversant la ville ; *foyers domestiques,* avec les appareils de chauffage individuels ; enfin *foyers mobiles :* ce sont les nombreuses *automobiles* avec leurs dégagements gazeux, où prédomine l'oxyde de carbone.

Les souillures de l'air d'une grande ville sont *réparties en trois catégories :*

— *D'une part, les corps solides :* suies, cendres très fines réalisant des fumées où l'on trouve du fer, de la silice, du carbone. On a trouvé aussi, en abondance, des cendres minérales, des grains végétaux de pollen, de minuscules débris d'insectes. M. Bordas a signalé la fréquence des poussières de plomb pouvant créer le *saturnisme* chez certains enfants prédisposés.

L'air de la région parisienne représente le quart de la totalité des impuretés de l'air de toute la France. Le poids moyen des poussières de l'air parisien est de 8 milligrammes par mètre cube (docteur Bernard Villaret). Dans la banlieue parisienne les cheminées d'usine déversent plus de 1 500 kilos de cendres à l'heure (docteur Bordas).

— *D'autre part, les gaz :* acide carbonique, oxyde de carbone surtout. Il y a encore des gaz acides, tel l'acide sulfureux, des gaz alcalins, comme l'ammoniac. Gaz résiduels des moteurs à explosion, surtout au mazout ; vapeurs nitrées, phosphorées. On trouve aussi des résidus arsénicaux et des dérivés cyanés particulièrement nocifs. Les moteurs des automobiles sont directement responsables, ainsi qu'il découle des *deux conclusions* des expériences de MM. Herman et Montagne à Lyon : *la pollution de l'air passe par deux maxima quotidiens : neuf heures et dix-neuf heures ; cette pollution augmente du lundi au samedi et diminue considérablement le dimanche.*

Tous ces gaz forment, au-dessus d'une grande ville, une *calotte gazeuse* située à 300 mètres d'altitude environ. Celle qui recouvre Paris est parfaitement visible d'une hauteur, Montmartre par exemple, au soleil couchant ; elle est encore très nette en pleine nuit, de la lointaine banlieue, en rentrant à Paris.

— *Enfin* des *corps liquides,* petits corpuscules d'eau arrondis, dont le diamètre varie de 14 à 35 millièmes de millimètre (Kaentz). En petite quantité ils réalisent la *brume ;* en grand nombre ils forment les *brouillards.*

Ces corpuscules sont d'excellents vecteurs de poussières ; ce sont aussi de parfaits milieux de culture pour les bactéries.

Ces corpuscules, nommés encore *aérosols,* sont largement brassés par le vent et Vitruve avait déjà noté l'importance de l'orientation d'une ville par rapport aux vents, pour la santé des habitants. Les aérosols sont chargés d'électricité, s'attirent et se repoussent. Ils suivent des directions *horizontales* sous l'influence des vents et des directions *verticales* sous l'influence de la chaleur solaire. Ainsi une ville *respire* non seulement *transversalement,* mais encore *verticalement.*

Le nombre de bactéries par mètre cube d'air, bactéries fixées sur les aérosols, est très variable selon le lieu, le jour de la semaine, l'heure de la journée : de 28 par mètre cube au sommet du Panthéon, à 88 000 place de

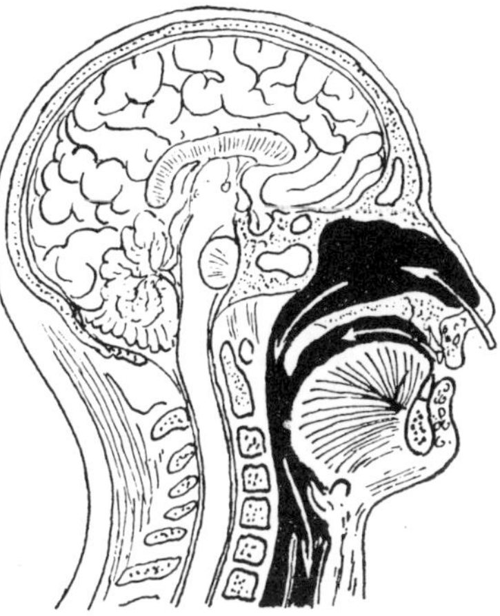

VOIES AÉRIENNES SUPÉRIEURES

Qui peuvent être les sièges de multiples causes d'insuffisance respiratoire supérieure.

la Concorde et à 4 millions dans un grand magasin (Docteur Bernard-Villaret).

D'ailleurs ces causes s'intriquent. L'augmentation brutale de poussières dans l'air (balayage à sec) favorise la production de brouillard : les gouttelettes d'eau, au lieu de se fixer sur les murs des maisons, sur les arbres des avenues, vont se fixer de préférence sur les poussières en suspension dans l'air.

2. Influence funeste sur la santé

Pour juger de l'effet nocif des solides, gaz et liquides de l'air des villes sur nos poumons et sur notre santé, il suffit de *regarder* leurs effets nocifs — effets physico-chimiques — sur les murs des maisons, sur les monuments, sur la végétation.

Les conséquences pathologiques de l'air vicié des villes sur *l'organisme humain sont innombrables.*

Chez l'adulte, le poumon, organe le plus souvent touché, présente des lésions de *pneumoconioses :* anthracose et silicose surtout, affections récentes, bien précisées aujourd'hui. La présence d'une quantité importante et anormale de silice dans les poumons (silicose) favorise beaucoup l'apparition de la *tuberculose pulmonaire.* Trachéites, angines à répétition, sinusites sont souvent favorisées par l'air pollué. Certains asthmatiques ne peuvent supporter le climat parisien. *L'état général* est intoxiqué, et tous les médecins ont, dans leur fichier, nombre d'observations de maladies de peau : eczéma, urticaire, furonculose surtout, incurables à Paris, malgré les plus savants traitements et disparaissant subitement, comme par enchantement, à la mer ou à la montagne, malgré l'abandon de tout traitement et de tout régime alimentaire.

3. L'enfant urbain inadapté

Maintenant penchons-nous *sur l'enfant respirant, travaillant, se surmenant* dans une telle atmosphère. En lui est l'avenir de la race. D'autre part son organisme *neuf* est particulièrement sensible à toutes ces causes toxiques. Les très beaux travaux du Professeur Mouriquand, de Lyon, ont mis en pleine lumière l'importance de ces questions. Elles soulignent une question sociale dont l'importance est capitale pour notre race. Le Professeur Mouriquand a apporté à sa solution une contribution remarquable qui mérite d'être diffusée.

De ses observations le maître a dégagé un type clinique, maintenant classique, que tous les praticiens des villes connaissent bien : *l'enfant inadapté urbain.* Enfants qui ne peuvent vivre dans le milieu nocif d'une grande ville sans y contracter des affections, pulmonaires en particulier, tenaces, graves, récidivantes. Les emmène-t-on dans un climat favorable, campagne, montagne, mer surtout ? Immédiatement leur santé devient florissante. Les ramène-t-on, parce qu'on y est obligé, à la ville ? *Du jour au lendemain* ils retombent malades.

Peut-être tenons-nous maintenant l'explication de ces cas navrants, de ces nouveau-nés qui meurent 10, 15 jours après la naissance d'affections pulmonaires en apparence bénignes, malgré une thérapeutique complète et moderne ? Peut-être, tout simplement, leur est-il impossible de respirer cet air toxique des grandes villes auquel nous nous sommes peu à peu adaptés ? Peut-être leur mort n'est-elle, en réalité, qu'une *asphyxie ?* Aussi n'est-ce pas exagération mais bien constatation pathologique que d'affirmer que l'air d'une grande ville *tue*.

A ces causes d'intoxication par l'air ajoutez, chez l'enfant de 8 à 16 ans, celles, débilitantes, occasionnées par le surmenage scolaire, vaste question pratique que nous ne voulons pas aborder ici mais dont nous devons souligner, et l'importance, tant individuelle que sociale, et la liaison avec la nocivité de l'air des grandes villes.

Intoxication générale par inhalation d'air vicié, affaiblissement musculaire et *nerveux* par *surmenage scolaire,* voilà bien réunies les *deux causes* d'apparitions de maladies les plus graves, tuberculose en premier rang. Si l'on veut bien considérer, enfin, que toute maladie est, avant tout, une question de terrain, on conçoit combien ces deux causes interviennent dans l'éclosion d'affections autres que les affections pulmonaires. En fait, c'est toute la pathologie infantile qui est modelée par ces deux phénomènes.

On conçoit donc toute l'importance qu'il y a à surveiller la *fonction respiratoire* chez le jeune enfant, chez l'adolescent.

4. Insuffisance respiratoire de l'enfant

Toutes les personnes préposées à la surveillance d'un groupe d'enfants s'attacheront à dépister l'*insuffisance respiratoire*.

Normalement la respiration de l'enfant, pour être bonne, doit être, d'une part, nasale, d'autre part, thoracique. Elle doit être ample, régulièrement rythmée. Elle doit s'effectuer de pareille manière dans chaque moitié du thorax. Cette dernière constatation est importante. En effet, par suite de la présence dans le thorax d'adhérences consécutives à une pleurésie ancienne par exemple, on peut observer sur un enfant qui respire un hémithorax immobile ou peu mobile.

On apprécie une bonne respiration :

1) par la *vérification de la perméabilité nasale,* épreuves qui sont du domaine du spécialiste ;

2) par le *coefficient d'élasticité thoracique :* différence entre le périmètre thoracique lors de l'inspiration forcée et celui de l'expiration forcée. Ce chiffre, ou indice de Hirtz, est de 7 à 9 cm chez l'adulte, de 4 à 6 cm chez l'enfant ;

3) par la *capacité vitale.* On utilise le spiromètre. Les modèles en sont nombreux. Chez l'adulte le chiffre moyen est de 3,500 l pour l'homme, de 2,750 l pour la femme.

Voici les chiffres fournis par Mme Nageotte-Wilbonchevitch pour l'enfant :

De 6 à 8 ans : 0,750 l à 1,250 l ;
De 8 à 10 ans : 1,250 l à 1,500 l ;
De 10 à 14 ans : 1,500 l à 2 l ;
De 14 à 16 ans : 2 l à 2,500 l.

5. Les causes de l'insuffisance respiratoire

Il y a *deux causes d'insuffisance respiratoire :*

1) un obstacle supérieur : inflammation chronique avec épaississement de la muqueuse nasale, hypertrophie des cornets, déviations de la cloison, végétations adénoïdes, ptose de la langue, hypertrophies des amygdales palatines ou pharyngées, perforation incomplète des choanes, ou orifices postérieurs des fosses nasales. L'une des causes étant reconnue sera traitée par le spécialiste avant tout entraînement respiratoire ;

2) une insuffisance inférieure : insuffisance de développement de la cage thoracique, insuffisance de fonctionnement du diaphragme, sangle abdominale grêle. Il y a de mauvaises habitudes respiratoires, conséquences d'obstructions nasales, qui persistent après l'ablation chirurgicale et qu'il faudra corriger par l'éducation respiratoire. Certes, il est des causes pathologiques à l'insuffisance respiratoire : adhérences de pleurésies anciennes, sclérose pulmonaire. Mais *dans l'immense majorité des cas, la cause de l'insuffisance respiratoire de l'enfant est unique, et due à la négligence :* c'est *l'insuffisance musculaire générale* et *l'ignorance* de *la fonction respiratoire.*

6. Contre-indications à la rééducation respiratoire

La rééducation respiratoire s'impose. Elle sera préconisée dans tous les cas. Cependant, il est *quatre contre-indications* à la gymnastique respiratoire chez l'enfant, qu'il faut bien connaître :

1) *une obstruction nasale ou pharyngée* par polypes, végétations, déviation de cloison, qui empêcherait la venue de toute amélioration. Ces causes seront chirurgicalement supprimées avant toute gymnastique respiratoire ;
2) *une affection pulmonaire* aiguë en évolution, telle une pleurésie localisée qui serait passée inaperçue ;
3) *une tuberculose pulmonaire chronique* en évolution, que la radioscopie et la radiographie décèleront ;
4) *un cœur hypertrophié,* atteint d'une lésion valvulaire mal compensée. L'interrogatoire recherchera, dans les antécédents, des crises de rhumatisme articulaire aigu et l'auscultation des sujets proposés pour la gymnastique respiratoire sera attentive.

7. L'éducation respiratoire de l'enfant

Diverses méthodes ont été préconisées pour la rééducation respiratoire : *entraînement spiroscopique :* l'enfant souffle de l'air en quantité de plus en plus grande dans un spiroscope ; *excitation de la respiration par l'acide carbonique* grâce au spiro-télescope de Goiffon, par exemple.

La meilleure méthode est l'*entraînement progressif, surveillé par un professeur,* aux différents mouvements respiratoires détaillés plus loin. Des explications seront aussi fournies : on constate agréablement qu'elles sont souvent très bien comprises par des enfants de 12, 14 ans, possédant déjà quelques rudiments d'anatomie et de physiologie.

Dans le but de souligner encore l'importance de la fonction respiratoire, signalons, sans entrer dans les détails techniques, les nouvelles applications de l'entraînement respiratoire par le spiroscope :

En médecine, non seulement chez les enfants insuffisants respiratoires inférieurs, mais chez les enfants anémiés, affaiblis, retardés, poussant mal, chez les petits asthmatiques, chez les jeunes sujets ayant des déformations thoraciques.

Chez l'adulte l'entraînement spiroscopique améliore les insuffisants respiratoires menacés de tuberculose, les convalescents qui traînent des séquelles grippales, les artério-scléreux, les cardio-rénaux, les emphysémateux ; certains chirurgiens l'utilisent avant de graves interventions sur les organes de l'abdomen et chez les sujets gras qui peuvent faire redouter l'embolie post-opératoire. Bienfaisant est l'entraînement spiroscopique pour certains nerveux déprimés (abouliques, psychasthéniques) chez lesquels il réveille la volonté.

On conçoit toute *l'importance de la mortalité* infantile pour l'avenir de notre pays ; deux groupes de maladies sont presque exclusivement à la base de cette mortalité : les maladies *des voies digestives,* surtout les gastro-entérites, *et celles des voies respiratoires,* broncho-pneumonies et tuberculose.

Les mesures d'hygiène générale, heureusement proposées, sont inefficaces ou de rendement limité, si elles ne sont pas complétées par une *éducation respiratoire* largement dispensée à l'enfant, individuellement surveillée.

Cette éducation respiratoire sera, pour un chacun, plus utile que le fatras livresque scolaire rapidement ingurgité, tout aussitôt rendu : elle assurera le meilleur capital pour vivre demain : *le capital Santé physique et morale.*

Cette éducation respiratoire est un problème d'une ampleur insoupçonnée : elle *est une nécessité sociale* puisqu'elle contribue, avec une puissante efficacité, au recul des maladies dans les grandes villes ; elle est *un devoir moral* puisqu'elle fournira une solide armure et physique et psychique à ceux qui, demain, reprendront notre course.

CHAPITRE X

La cinquantaine et son hygiène

Un matin, sans qu'on s'en aperçoive et sans qu'on l'ait désiré, voici qu'arrive cet âge tant décrié, tant redouté, à propos duquel beaucoup de sottises ont été dites, écrites et commises.

Nous resterons sur le terrain pratique et, sans entrer dans des détails qui seraient par trop savants, affirmons qu'il y a, à cet âge, des transformations profondes dans l'organisme qui se manifestent par l'apparition de deux grands groupes d'accidents, qu'il convient de les connaître, de les surveiller et de leur appliquer un traitement avant tout logique, surtout pas intempestif, où le genre de vie, le régime alimentaire et la gymnastique respiratoire occupent la première place.

Les deux grands groupes d'accidents pouvant survenir à la cinquantaine sont :

— d'une part les accidents relevant de l'arthritisme : LES RHUMATISMES ;

— d'autre part ceux relevant de l'HYPERTENSION ARTERIELLE.

1. Le rhumatisme

Envisageons les premiers. Un grand philosophe ayant écrit qu'une science est, avant tout, une langue bien faite, tentons de définir ces deux mots : rhumatisme, arthritisme.

Rhumatisme vient du mot grec rheuma, qui signifie : fluxion, et arthritisme d'un mot grec, arthron, qui signifie : articulation. Pris dans leurs sens précis, étroits, ces deux mots n'envisagent que l'inflammation d'une articulation, c'est-à-dire une infime localisation, un infime mode d'aspect de l'arthritisme.

L'arthritisme est une diathèse (en grec : diathèsis, constitution) c'est-à-dire une prédisposition générale de l'organisme à offrir des maladies en apparence dissemblables, en réalité dues à la même cause.

Considéré sous cet angle, l'arthritisme acquiert une ampleur considérable : appliqué aux articulations il embrasse toutes les formes de rhumatismes : il y a un arthritisme cutané qui comprend l'eczéma, l'urticaire en particulier, un arthritisme pulmonaire avec la bronchite chronique, l'asthme, l'emphysème. A l'arthritisme sont aussi rattachés la goutte, le coryza spasmodique et bien d'autres affections au niveau du tube digestif. L'arthritisme réalise le tableau si fréquent de la dyspepsie flatulente dont l'aérophagie est le signe prépondérant.

Une théorie émise à la fin du siècle dernier par le très grand médecin que fut Bouchard voulait expliquer l'arthritisme par un ralentissement des combustions nutritives. Cette théorie est aujourd'hui battue en brèche mais il faut constater qu'elle n'a pas été remplacée par des explications satisfaisantes.

Ralentissement de la nutrition ? Peut-être, malgré tout. Mais, à coup sûr, intoxication de l'organisme : double intoxication par les poisons exogènes venus du dehors, si fréquents dans les villes en particulier, poisons endogènes, issus de notre organisme provenant de ce que nous mangeons trop et de ce que nous éliminons insuffisamment, en grande partie de ce que nous respirons mal.

Quelles que soient les idées que l'on professe sur l'arthritisme — ralentissement de la nutrition ou auto-intoxication — il est essentiel de provoquer chez le malade une accélération des combustions internes et une élimination rapide des déchets. La culture physique, la gymnastique respiratoire en particulier, répondent à cette indication majeure. N'oublions jamais les deux grands effets de la culture physique : effet équilibrant, effet éliminateur.

Puisque nous étudions la cinquantaine, arrêtons-nous un instant aux rhumatismes qui font très souvent leur première apparition à cet âge.

Une notion nouvelle doit être répandue : ce qu'on nomme le retour d'âge n'est pas seulement l'apanage du sexe féminin ; on observe les mêmes troubles circulatoires (vertiges, bouffées de chaleur), les mêmes ennuis nerveux (anxiété, petite agitation, insomnie) chez l'homme comme chez la femme. Pour être logique on a créé le terme d'andropause pour caractériser les troubles chez l'homme à la cinquantaine, terme qui balance celui de ménopause.

Parmi les multiples formes des rhumatismes ménopausiques (dits endocriniens) trois sont très fréquentes :

a) D'abord le rhumatisme dégénératif qui se localise surtout soit aux os du bassin, soit à ceux de la colonne vertébrale.

b) En second lieu le rhumatisme chronique progressif, qu'on croyait jadis infectieux, semble relever de plus en plus de troubles glandulaires.

c) En troisième lieu les hydarthroses, si connues, si fréquentes, se révèlent souvent d'origine endocrinienne : leur disparition par le traitement hormonal fournit la preuve de cette assertion.

Voici donc la grande maladie rhumatismale qui se révèle, à la cinquantaine surtout, sous la dépendance de troubles glandulaires. La seconde grande maladie de cet âge, l'hypertension artérielle, se trouve aussi étroitement liée aux manifestations des glandes endocrines.

2. L'hypertension artérielle

Curieuse maladie que l'*hypertension artérielle.* L'ampleur de ses cadres, son importance pratique sont considérables. L'hypertension artérielle de la cinquantaine est bien individualisée. Elle est due à une carence pluriglandulaire ayant une prédominance sur les glandes génitales. Elle s'observe chez l'homme comme chez la femme.

Chez certaines femmes très jeunes chez lesquelles on a dû procéder à l'ablation totale des organes génitaux pour des raisons très graves, on voit apparaître l'hypertension, preuve formelle de l'origine hormonale de cette maladie.

L'hypertension ménopausique ou andropausique présente certains caractères qui lui sont particuliers. Elle est solitaire : la radiographie, l'électrocardiogramme montrent un cœur normal. Le rein, en particulier, est indemne.

Elle est habituellement modérée et l'augmentation porte surtout sur la maxima.

Si toutes les hypertensions sont variables celle de la cinquantaine est essentiellement mobile : les chiffres fournis par l'oscillomètre varient non seulement d'un jour à l'autre, mais encore d'une heure à l'autre.

Elle entraîne avec elle des troubles dus à un mauvais fonctionnement du système nerveux sympathique : bouffées de chaleur, sensations de froid, battements du cœur, points au cœur, angoisse ; signalons la coexistence, surtout chez la femme, d'acroparesthésies (fourmillements aux extrémités, aux mains surtout, avec douleurs nocturnes souvent intenses) que l'on considère comme les équivalents de bouffées de chaleur et qui doivent être soignées comme telles.

Les accidents graves de l'hypertension : congestion cérébrale, hémiplégie peuvent certes être observés : ils sont habituellement rares. L'hypertension ménopausique est, le plus souvent, malléable, obéissant au régime, aux médicaments et surtout à la cure de Royat. Aussi est-il important de bien connaître cette forme d'hypertension qui se trouve être une des rares hypertensions artérielles curables.

3. L'hypertension psychique

Il existe une autre forme, très curieuse, de l'hypertension artérielle : la forme dite psychique. Ici encore la radiographie, l'électrocardiogramme, les épreuves de laboratoire révèlent un organisme intact. Toutes les hypertensions, mêmes les hypertensions organiques liées à des altérations du rein ou de l'aorte, sont certes influencées par l'état moral. Ici cet état moral suffit, à lui seul, à réaliser l'hypertension.

Une théorie récente veut expliquer le mécanisme de cette hypertension psychique chez les nerveux, anxieux par exemple, par une suractivité des ondes cérébrales qui, parties de la superficie du cerveau, vont impressionner la glande hypophyse. La médecine moderne attribue d'importantes fonctions à cette petite glande mesurant quelques millimètres, pesant quarante centigrammes, située à la base du crâne, derrière la face, dans une loge osseuse dite : selle turcique.

On considère l'hypophyse comme le chef d'orchestre qui régit toute l'harmonie glandulaire. Parmi les six substances actuellement connues sécrétées par cet organe, l'une va directement solliciter la glande surrénale qui se met à sécréter alors en excès cette hormone éminemment hypertensive : l'adrénaline.

4. De l'hypertension psychique à l'hypertension organique

Que beaucoup d'hypertensions soient psychiques au début, puis deviennent organiques, voilà qui n'est pas niable. L'anxiété, la colère, les « colères rentrées » sont éminemment hypertensives. Certains rêves agités entraînent de l'hypertension centrale et des accidents paroxystiques pouvant produire une hémiplégie ou la mort pendant le sommeil.

Autant d'hypertendus, autant de cas spéciaux. Aussi chaque hypertendu doit-il être l'objet d'un examen très approfondi. Si le pronostic, devant une hypertension, doit toujours être réservé il ne doit jamais être pessimiste.

L'hypertension artérielle est tout à fait l'exemple de ce qu'on nomme un syndrome : un ensemble de symptômes nombreux, divers, que des causes très multiples peuvent provoquer.

Nous n'avons pas ici la place d'envisager toutes les théories qui veulent expliquer l'hypertension artérielle. Soulignons toutefois que l'insuffisance respiratoire entraîne une gêne de la circulation de retour, circulation veineuse qui amène les produits de la digestion au foie puis au poumon pour y être oxygénés. Cet encombrement circulatoire entraîne une stase sanguine, une congestion de pas mal d'organes de l'économie : la tension artérielle est certainement en partie sous la dépendance de cette stase.

Explication physiologique qui a pour elle l'anatomie et le bon sens. Elle justifie pleinement les mouvements de culture physique, doux, méthodiques, surtout respiratoires qui ont été préconisés dans l'hypertension artérielle.

5. Grande valeur de la respiration

Le Professeur Riser et Géraud précisent : *« La gymnastique respiratoire, en créant une hyperventilation pulmonaire (Paillard-Cionini), a, dans certaines hypertensions essentielles, des effets nettement hypotenseurs. Elle est la réalisation pratique de la méthode de Simon : inhalations d'oxygène, 6 litres par minute, pendant une dizaine de minutes par jour, en deux ou trois séances. »*

On évitera la culture physique composée de mouvements nombreux et variés. Ecarter toute compétition, tout record à battre, tout poids à soulever. Culture physique prudente qui visera à l'oxygénation de l'organisme et à sa souplesse : avant tout éviter la sclérose. On se limitera par exemple aux mouvements : I, II, III, VI du tableau situé à la fin de ce volume en y ajoutant, seulement après avis médical, le mouvement X (celui du bûcheron) si la tension artérielle n'est pas trop élevée. On l'exécutera lentement en gonflant largement la poitrine d'air lors de la position debout. Les larges et lents mouvements de circumduction des bras, avec amples respirations, sont les meilleurs. Pas de gymnastique abdominale étant couché à terre, sauf cas spécial. Maintenir le dos droit, les épaules souples : éviter tout mouvement brusque. On a signalé les cas de certains malades atteints de troubles aortiques qui évitaient la venue de crises en sciant un peu de bois dès le matin.

6. La marche

La marche en terrain plat ou légèrement accidenté peut avoir d'heureux effets sur la santé, sur la tension en particulier. Rappelons encore une fois que la marche bien comprise est peut-être le meilleur sport à la cinquantaine. En cas d'hypertension elle sera réglementée avec une précision toute scientifique, comme le Docteur Boigey a réglementé à Vittel la cure d'exercice dans les maladies de la nutrition. La marche active la sécrétion rénale, l'élimination de la cholestérine et de l'acide urique, diminue l'encombrement de la circulation veineuse de retour : voilà bien tout autant d'avantages pour l'hypertendu. Exercices physiques et marche seront conseillés avec un double objectif : d'une part éviter l'ankylose physique, d'autre part éviter la brusque poussée d'hypertension, le « coup de boutoir » artériel si redoutable, générateur de tant de catastrophes.

7. L'hygiène des cinquante ans

Puisque nous voici au centre de l'hygiène de la cinquantaine, précisons que cette hygiène comporte des règles de vie générale qui peuvent se résumer en ces deux mots : SAVOIR RENONCER.

Savoir renoncer aux excès de table. Il existe comme un *seuil alimentaire* qui, très large dans la jeunesse, va en diminuant à la cinquantaine. On peut à l'âge jeune manger et boire à satiété, commettre à la rigueur un excès passager : l'organisme a une souplesse d'assimilation qui neutralise en grande partie la surcharge alimentaire. A la cinquantaine cette souplesse est perdue. Le seuil alimentaire s'abaisse et l'on ne saurait impunément boire, manger, fumer comme on avait coutume de le faire jusque-là. Chaque individu doit s'être observé et avoir noté ce qui lui est favorable ou non. En règle générale, deux produits sont nocifs pour le cœur après 50 ans : le tabac et le café. Ils seront à diminuer fortement, voire à supprimer selon les cas.

Savoir renoncer aux excès sportifs : abandonner les compétitions spectaculaires, les concours sur la plage, les championnats de tennis ; éviter les longues excursions à pied, les ascensions en haute montagne. Il faut conduire sagement son automobile. Il faut toujours se méfier d'une hypertension artérielle latente, non reconnue. Ce qui est très grave dans l'hypertension artérielle c'est d'ignorer qu'on est hypertendu.

Y a-t-il, dans une grande ville, un homme de cinquante ans, surmené, tourmenté par les affaires, n'ayant pas une volonté assez forte pour écarter le tabac, les alcools, la bonne chère — ce dernier mot pouvant être aussi entendu dans un autre sens. Y a-t-il un tel homme, en proie au terrible quotidien, ayant une eurythmie parfaite, une eusystolie sans défauts, une absence totale de troubles dans le moteur cardio-vasculaire ? Le très grand nombre de morts subites observées à la cinquantaine répond de façon péremptoire à cette importante question.

8. L'hygiène émotionnelle

Nous touchons là des questions d'une importance pratique considérable. Evitons le prêchi-prêcha moralisateur ; restons médecins et disons que l'hygiène physique de la cinquantaine, pour être efficace, doit être complétée par une HYGIENE EMOTIONNELLE particulièrement précieuse dans le cas de l'hypertension artérielle.

Diviser les ennuis qui vous assaillent en deux parties ; ceux contre lesquels on peut quelque chose ; ceux contre lesquels on ne peut rien. Ces derniers, n'y plus penser, n'en pas parler, les laisser peu à peu glisser dans le grand trou noir si nécessaire de l'oubli. Quant aux premiers, ceux dont dépendent nos affaires, la santé de ceux que nous aimons, les regarder en face avec calme, les étudier et s'y opposer avec le principe de Descartes : diviser la difficulté en autant de parties qu'il se pourra afin de la mieux résoudre.

Eviter les obsessions, les rancunes, les longues inquiétudes génératrices d'insomnies où les artères ne se reposent pas. Par-dessus tout éviter la colère qui peut tuer en produisant une rupture vasculaire. Rien n'est plus hypertenseur que la colère, même pas une bouteille de Chambertin.

A cinquante ans, adieu à la vie trépidante, aux plaisirs incertains, aux fatigues inconsidérées, aux passions inutiles, voire nocives, de la jeunesse. Une nouvelle période de la vie commence, plus grave, plus profonde, avec des joies plus sûres. On l'aborde avec calme et lucidité, débarrassé d'un sac de préjugés inutiles, de craintes fausses, d'enthousiasmes injustifiés. Maintenant il faut savoir comprendre, savoir renoncer, savoir s'adapter.

Mais surtout ne pas se croire vieilli. Voici bien un chapitre important de cette hygiène émotionnelle de la cinquantaine. Balayer cette idée absurde qu'on est vieux parce qu'on a cinquante ans. On a la cinquantaine que l'on se crée. L'activité intellectuelle doit être alors dans son plein épanouissement. Les joies de la lecture, de l'art, sont celles que l'on goûte alors le mieux. Avant tout : travailler. Eviter l'ankylose intellectuelle autant que l'ankylose physique. « Ma belle cinquantaine » s'écrit notre grand écrivain, Mme Colette, dans un de ses derniers livres de souvenirs. Si l'on a une activité professionnelle monotone, la doubler d'une activité intellectuelle ou artistique que l'on aime : je connais un fonctionnaire, neurasthénique par mise à la retraite, que l'étude de la peinture a sauvé lui donnant, de surcroît, au bout de quelques mois, de lucratifs rapports.

9. Le travail, facteur de guérison

A la cinquantaine, on touche du doigt cette vérité précieuse qui échappe à beaucoup de jeunes : LE TRAVAIL FACTEUR DE GUERISON ET DE SANTE. La cessation brutale, à une certaine date, de toute activité physique et intellectuelle est une catastrophe. La mise à la retraite — les statistiques des compagnies d'assurances le prouvent — entraîne souvent la maladie et souvent aussi la mort.

Les extra-systoles forment un trouble fréquent et bénin du rythme cardiaque que beaucoup de malades connaissent bien. L'anxiété, des émotions diverses peuvent créer des extra-systoles : celles-ci disparaissent lorsque le malade se livre à un travail intellectuel qui l'intéresse. Ne pas cultiver ses petites misères : n'y plus penser, et travailler. On devrait peindre en grandes lettres sur les murs de toutes les écoles que le travail est la plus grande joie de la vie. Rien n'est plus récréatif que le travail. Le meilleur repos est de passer d'un travail obligatoire à un autre, celui qui vous séduit. Ainsi les troubles de la cinquantaine doivent être soignés de concert par le malade et par le médecin. Tous deux doivent collaborer. A cinquante ans, on doit connaître son organisme : le malade apportera au médecin le fruit de son expérience personnelle, signalera la susceptibilité particulière de son organisme à tel climat, à tel aliment, à telle variation de température. Le médecin pratiquera un examen physique minutieux, surveillera avec beaucoup de soin la tension artérielle, conseillera peut-être certains examens de laboratoire. Mais il ne perdra jamais de vue l'état intellectuel, l'état moral de son client, son genre de profession, le milieu dans lequel il évolue. Ainsi il pratiquera une médecine psychosomatique et comprendra « totalement » son malade. Ainsi tout en mettant en œuvre les derniers progrès de la médecine moderne obéira-t-il aux éternels principes que notre Hippocrate enseignait à ses disciples sous les oliviers de Thessalie, il y a plus de deux mille ans.

CHAPITRE XI

Leçon pratique de culture respiratoire

« Le travail fait partie du courage quotidien. Le travail, qu'il soit physique *ou* intellectuel, *donne à tout l'organisme un élan merveilleux. A ceux qui, de bonne heure, se sont voués à lui, il procure les joies les plus saines. Il apporte avec lui un élément de* salubrité. *»*

Frédéric SAISSET

Il est délicieux de philosopher, surtout en maniant des idées roboratives. Il est encore meilleur, en restant sur le terrain pratique, d'*offrir, en conclusion, quelques exercices* qui seront le traitement des malaises étudiés et dont le culturiste pourra, par les résultats constatés, apprécier l'excellence.

Ce ne sont pas des mouvements de culture physique et les schémas présentés n'ont pas la prétention de figurer un cours complet de culture physique. Ce sont des *mouvements de gymnastique respiratoire,* mouvements de culture physique générale, mais *modifiés* et, surtout, *exécutés lentement,* dans le but d'assouplir la fonction respiratoire.

La gymnastique respiratoire n'est pas toute la culture physique, cela s'entend. Pour l'homme moderne moyen qui vient nous consulter, la gymnastique respiratoire reste cependant la partie la plus importante de la leçon de culture physique, partie la plus négligée d'habitude.

Envisageons deux cas :

Premier cas : un éducateur, un maître d'école, a *devant lui un groupe d'enfants,* de culturistes animés d'excellente volonté, désireux de comprendre. La leçon de gymnastique respiratoire sera précédée d'une causerie simple et claire : un court aperçu anatomique et physiologique de la fonction respiratoire. Insister sur l'action importante de *la volonté* dans l'acte respiratoire : modification dans la fréquence des mouvements respiratoires, dans leur rythme, possibilité d'*arrêts* assez prolongés. Aperçu de l'intervention de la gymnastique respiratoire dans le traitement de quelques malaises fréquents (angoisse, inquiétudes, tachycardie, points au cœur). Importance de savoir respirer pour la marche, la marche en montagne, la natation, et dans bien d'autres circonstances.

Bien entendu la leçon sera, si possible, donnée au grand air, avec le soleil. *« Un air sain donne de l'intelligence »,* disait déjà Hippocrate voici plus de deux mille ans. On ne répétera jamais assez que là où le soleil n'entre pas entre le médecin.

S'il est une partie de la culture physique qui exige, de la part de l'instructeur, calme, autorité, science et travail, c'est bien la culture respiratoire : avant d'être exécuté en groupe, chaque mouvement sera *démontré* par le moniteur, lentement exécuté une ou deux fois ; le *pourquoi* et le *comment* de chaque phrase d'un mouvement sera commenté ; ainsi ses résultats anatomiques et physiologiques seront clairement entrevus.

Expliqués, puis démontrés, les mouvements seront exécutés par le groupe : ils seront très surveillés et corrigés individuellement.

Second cas : le culturiste a plusieurs fois pratiqué la culture physique surveillée en salle. Il est éduqué. Il désire se perfectionner chaque jour, *seul,* chez lui. *Voici quelques conseils pratiques* que nous donnons bien volontiers au lecteur.

Les exercices seront exécutés le matin dès le réveil. Certains conseillent l'après-midi ou le soir : erreur physiologique, selon nous, car le malade peut être incommodé par suite de l'addition des toxines de ce travail musculaire aux toxines de la fatigue de la journée. Les exercices seront pratiqués en *chambre, fenêtres ouvertes* ; être *sans vêtements* est de beaucoup préférable ; les exercices peuvent amener le début d'une *sudation* qui, s'exerçant sur le large émonctoire cutané libre, sera très bienfaisante. Aux mains, des haltères de poids léger ; pour les dames : haltères en bois.

Un principe essentiel : les mouvements doivent être exécutés *très lentement*. Trois buts sont, en effet, à atteindre :

a) le calme de la respiration, souvent troublé par l'anxiété, l'inquiétude, le surmenage. Le calme respiratoire déclenche automatiquement le calme moral ;

b) l'ampleur des deux temps de la respiration : pousser à fond l'inspiration et l'expiration ; les étendre sur une durée beaucoup plus longue que la durée normale ;

c) s'exercer à augmenter de plus en plus le temps d'arrêt à la fin de l'inspiration, avant l'expiration. Depuis 2, 3 secondes jusqu'à *15 secondes*. Les deux premiers mouvements décrits se prêtent tout spécialement à ces arrêts respiratoires. Durant ces quelques secondes d'arrêt respiratoire, *se répéter : je suis calme, maître de mes nerfs ; je suis bienveillant ; je serai vigoureux de corps et d'esprit si je le veux.*

Voici dix mouvements de culture respiratoire, tous excellents ; certains faciles, quelques-uns difficiles, mais d'un rendement précieux, auquel on accédera par un entraînement somme toute facile.

Exécuter tous ces dix mouvements serait trop : on en choisira trois ou cinq par exemple, adaptés à *l'âge* et *au sexe*. Les mouvements à terre sont peu conseillés aux personnes âgées. Les mouvements n°s 6, 7, 8 sont excellents pour *l'esthétique des seins*. Les mouvements 4 et 5 combattent admirablement la *constipation*.

LEÇON DE GYMNASTIQUE RESPIRATOIRE

I. — Premier mouvement

Position du départ : debout, talons joints, tête un peu penchée en avant, bras verticaux le long du corps, mains se touchant devant l'abdomen.

Inspiration : lever les bras verticalement en avant, en haut, au-dessus de la tête, lever la tête, inspirer profondément.

Arrêt inspiratoire : l'exécuter la poitrine bombée, les bras déjetés en arrière et en bas — arrêt progressif de 2, 3 à 15 secondes.

Expiration : l'exécuter lentement en revenant à la position initiale. Inspirer et expirer bouche fermée. Ce premier mouvement fait travailler la cage thoracique.

Position du garde à vous; arrêt respiratoire : tête en arrière; bras rejetés en arrière et en bas, poitrine bombée.

Affranchir

au tarif

en vigueur

Destinataire :

Éditions Dangles

Boîte postale n° 39

F-45801 ST-JEAN-DE-BRAYE CEDEX

(France)

Vous venez de terminer cet ouvrage et nous espérons que son contenu vous aura donné satisfaction.
Peut-être aimeriez-vous être tenu au courant de nos nouvelles publications sur le même sujet ?
Dans ce cas, retournez-nous simplement cette carte remplie, et nous nous ferons un plaisir de vous envoyer régulièrement les documentations relatives à nos nouveautés, que vous pourrez alors vous procurer chez votre libraire ou fournisseur habituel.

Prière d'écrire très lisiblement, en lettres d'imprimerie :

NOM .... Prénom ....
ADRESSE ....
....
CODE POSTAL .... VILLE ....

Je m'intéresse plus particulièrement aux sujets suivants (cochez les cases) :

☐ *Médecines douces, santé, forme*
☐ *Ésotérisme, parapsychologie*
☐ *Spiritualités, techniques mentales*
☐ *Écologie, environnement*
☐ *Psychologie appliquée, développement du potentiel humain*

Autres sujets : ....

Je viens de lire l'ouvrage suivant (mentionnez son titre) :

....

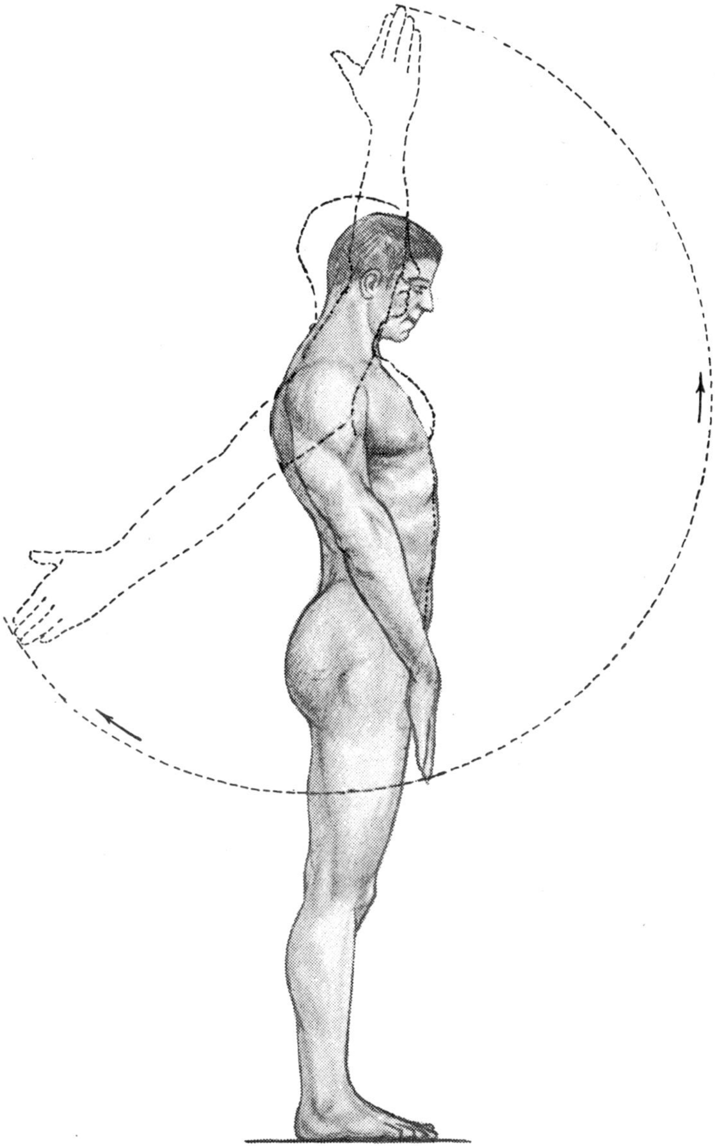

I

LEÇON DE GYMNASTIQUE RESPIRATOIRE

II. — Second mouvement

Position de départ : celle du garde-à-vous : talons joints, tête droite, bras verticaux, mains le long du corps.

Inspiration du thorax : sans remuer les bras, poitrine bombée, épaules effacées en arrière, ventre creusé.

Expiration : contracter la paroi abdominale et comprimer latéralement les parois du thorax avec les coudes. Se pencher un peu en avant. Ce mouvement fait surtout travailler la sangle abdominale. Respecter toujours l'arrêt inspiratoire.

Cage thoracique seule, inspirer profondément, expirer de même en comprimant latéralement les parois thoraciques avec les coudes.

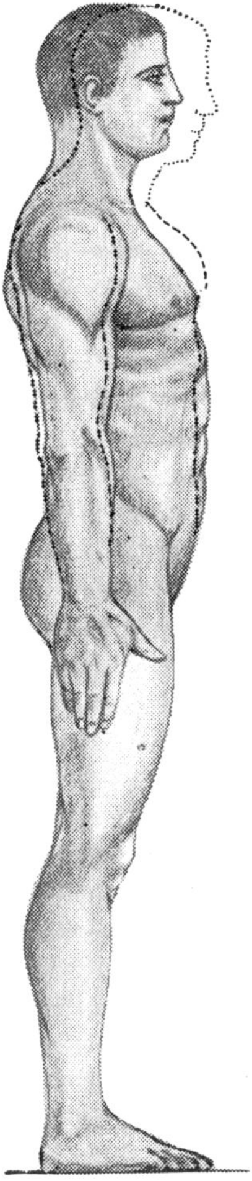

II

LEÇON DE GYMNASTIQUE RESPIRATOIRE

III. — Troisième mouvement. Saluer

Départ : debout, pieds joints, jambes bien tendues, bras verticaux, tête un peu en arrière, poitrine bombée, pleine d'air.

Expirer lentement en fléchissant lentement le thorax sur le bassin, jambes tendues le plus possible ; les bras tendus viennent toucher la pointe des pieds. Ce mouvement, d'autre part, assouplit la colonne vertébrale.

Inspirer lentement, profondément, en se relevant très lentement pour revenir à la position de départ.

Saluer. Debout, se plier en avant en touchant la pointe des pieds avec les mains, jambes tendues.

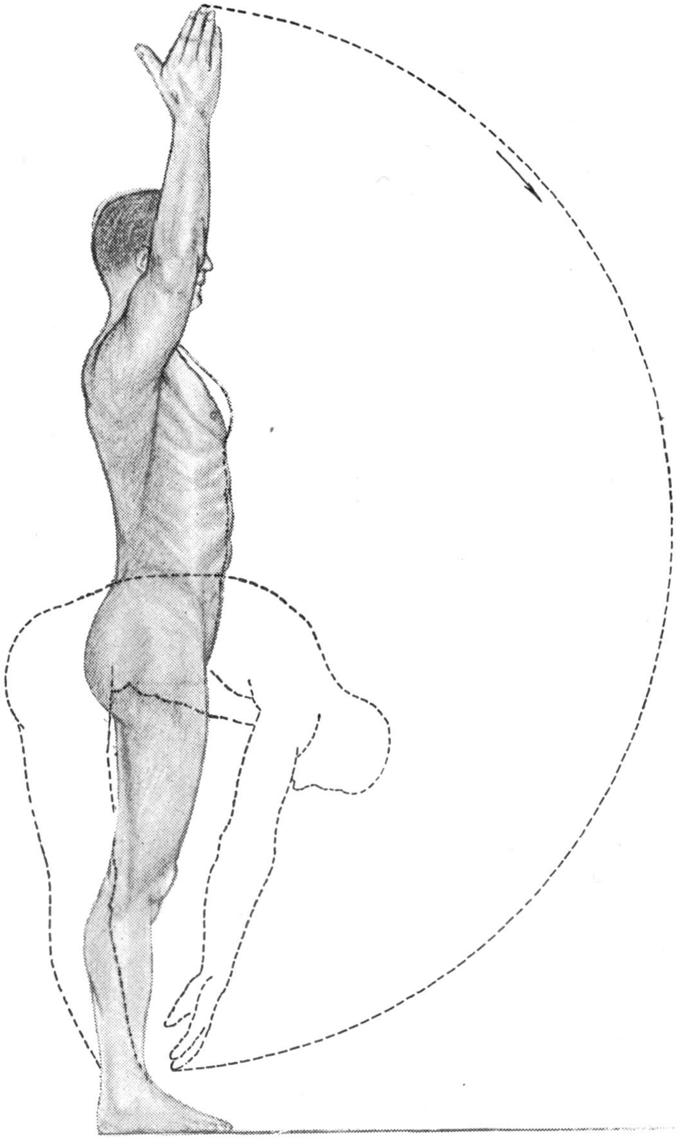

III

LEÇON DE GYMNASTIQUE RESPIRATOIRE

IV. — Quatrième mouvement

Départ : couché à terre, bras croisés derrière la tête ou mains à la nuque.

Inspiration tout en pliant les cuisses sur le bassin et les jambes sur les cuisses, de façon à rapprocher le plus possible les genoux du menton.

Expiration, se fait au moment où l'on allonge les jambes, genoux accolés, pieds étendus.

Arriver à faire ce mouvement progressivement 5, 10 fois de suite, sans que les talons touchent terre.

Ce mouvement fait travailler tous les muscles de la paroi abdominale, mais surtout ceux de la paroi latérale, grand oblique, petit oblique, transverse, qui jouent un rôle très important dans l'expiration forcée. Ces muscles se contractent énergiquement lorsque les membres inférieurs sont tendus horizontalement. Il faut aussi travailler le diaphragme. On le préconise dans le traitement de la dilatation d'estomac avec descente de cet organe.

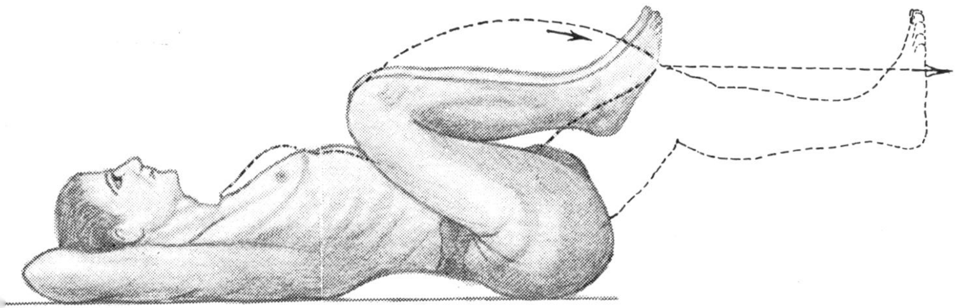

IV

Couché à terre, flexion simultanée des deux cuisses sur le bassin. Extension sans toucher terre.

LEÇON DE GYMNASTIQUE RESPIRATOIRE

V. — Cinquième mouvement. Pédaler lentement

Même position de départ : mains à la nuque, tête allongée. Fléchir alternativement chaque membre inférieur sur l'abdomen ; lorsqu'un membre sera plié, l'autre sera tendu horizontalement, sans toucher terre. Inspirer lors d'une extension, expirer au mouvement suivant.

C'est là un mouvement de culture physique générale, habituellement exécuté un peu vite. Adapté à la culture respiratoire, il sera exécuté *lentement,* et pas plus de dix fois, car il est fatigant. Il fait surtout travailler le grand droit de l'abdomen : on *entend* le bruit de la contraction de ce muscle durant l'exécution de ce mouvement. Il est, par ailleurs, excellent contre la constipation.

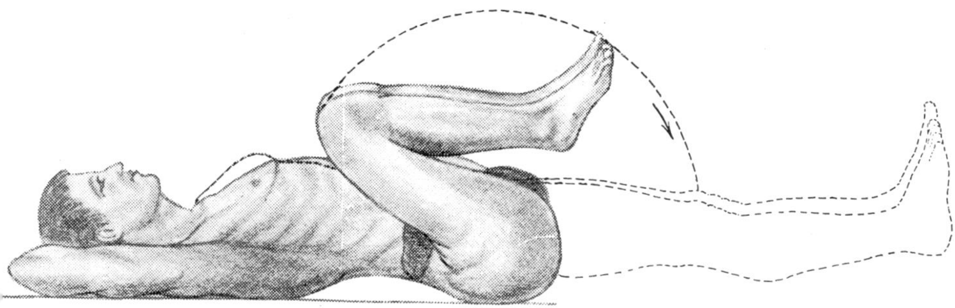

V

Couché à terre. Pédaler. Flexion alternative de chaque cuisse sur le bassin. Extension sans toucher terre.

LEÇON DE GYMNASTIQUE RESPIRATOIRE

VI. — Sixième mouvement

Départ : debout, jambes tendues, talons joints, bras verticaux, poings fermés le long des cuisses, les mains tiennent des haltères en bois ou en fonte, expirer.

Inspiration en levant horizontalement les bras tendus ; tourner lentement les poignets afin que la paume des mains soit dirigée vers le haut. Inspirer profondément. Les deux bras sont tendus verticalement au-dessus de la tête : les deux paumes des mains se touchent. Temps d'arrêt.

Expirer en revenant lentement à la position initiale.

Elévation verticale des deux bras au-dessus de la tête.

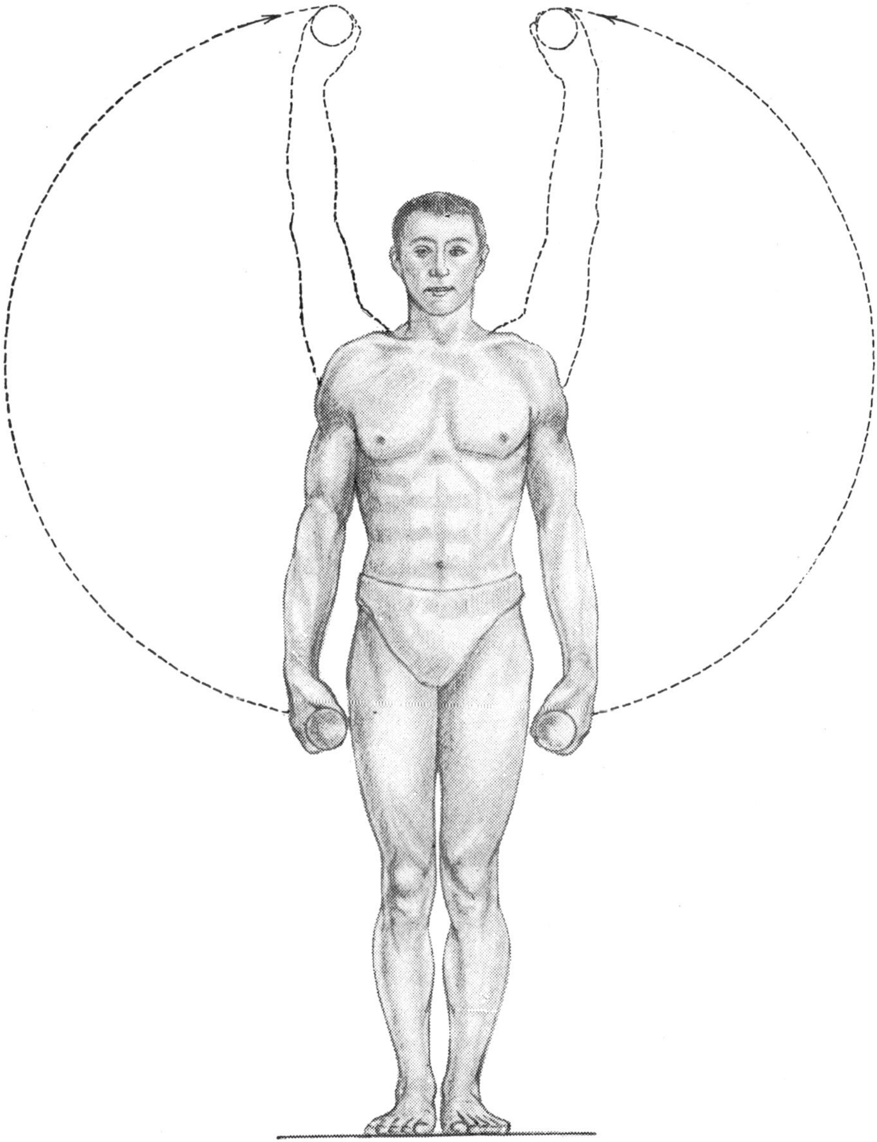

VI

LEÇON DE GYMNASTIQUE RESPIRATOIRE

VII. — Septième mouvement

Départ : debout, corps très droit, jambes bien tendues, talons joints, bras tendus verticalement au-dessus de la tête, inspirer.

Expirer en abaissant verticalement en avant les deux bras bien tendus, parallèles ; les abaisser jusqu'à hauteur des épaules. Expirer lentement en penchant un peu le thorax en avant.

Inspirer lentement, profondément, en revenant à la position initiale. Ce mouvement développe beaucoup le muscle deltoïde et contribue à la beauté de l'épaule. Il développe aussi admirablement le muscle grand pectoral.

Abaissement vertical des bras jusqu'à haussement des épaules.

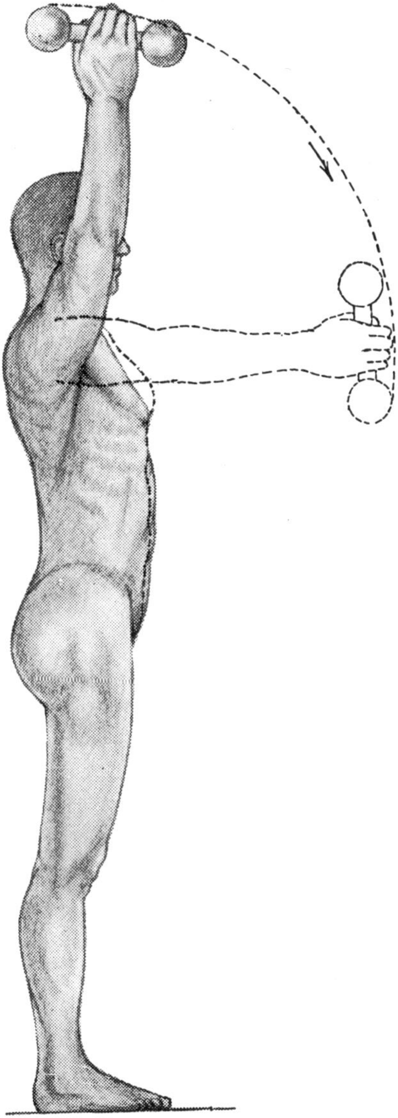

VII

LEÇON DE GYMNASTIQUE RESPIRATOIRE

VIII. — Huitième mouvement

Départ : bras horizontalement tendus, corps droit, jambes tendues, talons joints, inspirer.

Expirer en abaissant lentement, verticalement les bras le long du bassin.

Inspirer lentement, largement en étendant latéralement les bras jusqu'à l'horizontale.

Ce mouvement, comme le précédent, développe beaucoup le grand pectoral, qui joue un rôle important dans la respiration chez la femme.

Ces trois derniers mouvements (6, 7, 8) contribuent beaucoup à la *beauté des seins.*

Abaissement vertical des bras depuis l'horizontale des épaules jusqu'au bassin.

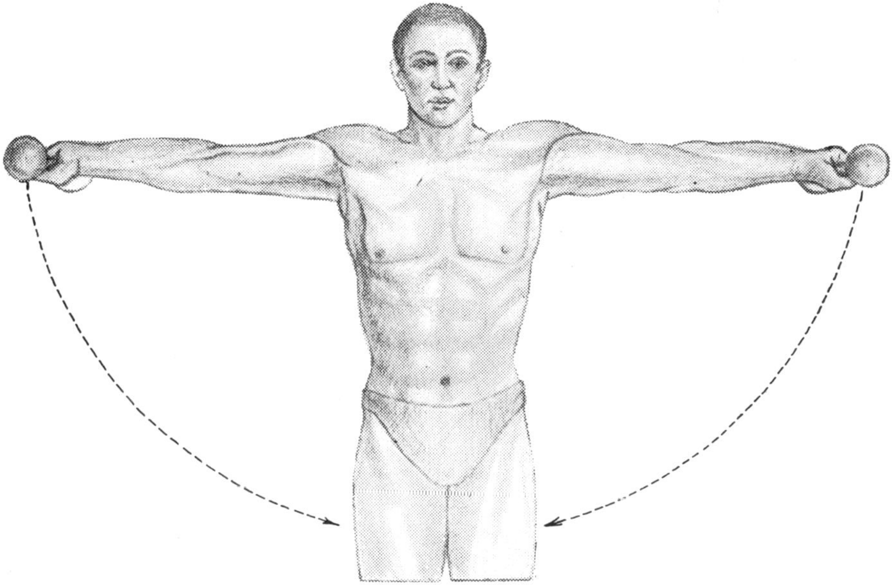

VIII

LEÇON DE GYMNASTIQUE RESPIRATOIRE

IX. — Neuvième mouvement

A terre, couché à plat ventre, jambes tendues, talons joints ; s'appuyer sur la pointe des pieds.

Appuyer les paumes des mains à terre, bras fléchis.

Se relever en tendant les bras ; inspirer alors. Conserver jambes et bras tendus.

Revenir à la position initiale en fléchissant les bras, expirer lentement, ne pas se laisser tomber à terre, sur la poitrine. Ce mouvement donne beaucoup de souplesse à la cage thoracique ; il la développe surtout dans le sens antéro-postérieur. D'autre part, il redresse la colonne vertébrale. Mais il faut signaler qu'il est *pénible* ; il sera exécuté de 2 à 5 fois, pas davantage, pas du tout si le sujet est tant soit peu fatigué. Ce mouvement est excellent pour le jeune enfant. Il est interdit aux personnes âgées.

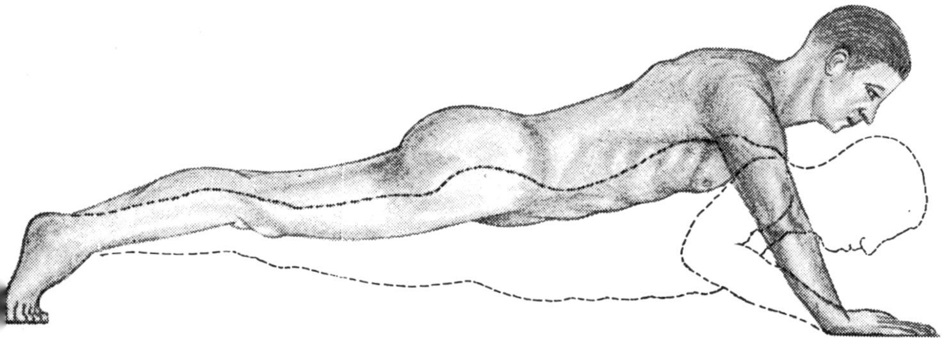

IX

A terre. Soulever et abaisser le corps par flexion et extension des bras et avant-bras.

LEÇON DE GYMNASTIQUE RESPIRATOIRE

X. — Dixième mouvement. Le bûcheron

Voici, selon nous, un des *meilleurs* et des plus *agréables* mouvements de *toute la culture physique.*

Départ : jambes tendues et écartées, bras levés verticalement au-dessus de la tête, haltères en mains, tête un peu en arrière, thorax bombé.

Expirer en jetant les bras en avant et en bas, comme pour donner un coup de hache ; paumes des mains accolées ; les bras tendus arrivent à l'ouverture des jambes. Se pencher en avant le plus possible. Expirer à fond.

Inspirer largement en se relevant pour revenir à la position initiale, les bras toujours bien tendus ; bomber le thorax au fur et à mesure qu'on se relève.

Admirable mouvement de culture physique naturelle qui assure aux bûcherons un développement thoracique et musculaire important. Ce mouvement développe la cage thoracique en hauteur et en largeur, assouplit la colonne vertébrale, muscle les épaules et les cuisses, entraîne le cœur et les poumons.

→

Le bûcheron, flexion totale du corps vertical, jambes écartées.

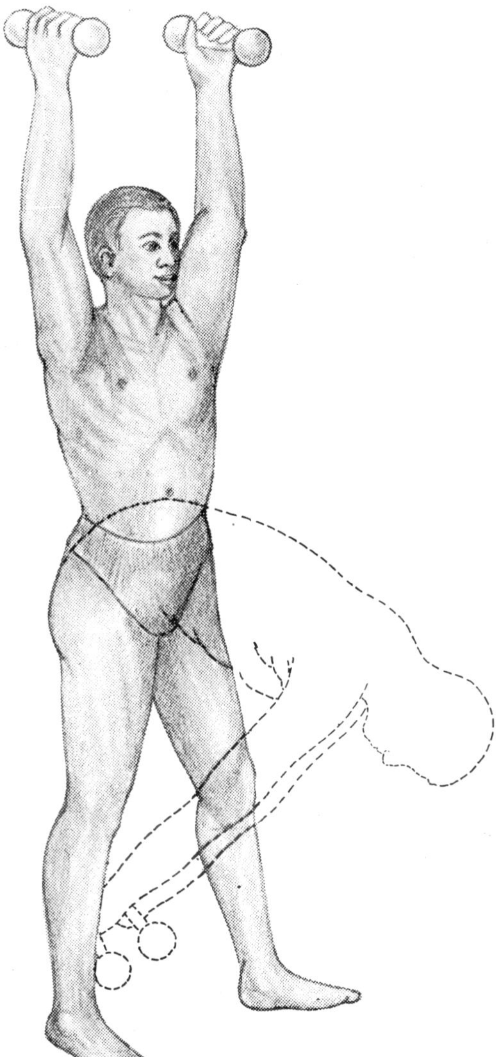

x

CONCLUSION

La science du bonheur

« La pensée, si elle n'est pas active, avançante, précise, n'est que de la songerie inutile. »
Robert KEMP

« La jeunesse française vaudra ce que vaudront ses idées. »
Thierry MAULNIER

1. Sur la route du bonheur

Il est une *science inconnue :* celle *du bonheur*. Cependant elle existe : ses directives sont précisées ; les résultats sont là, pratiques, tangibles, immédiats.

Mais son *enseignement est totalement délaissé*. L'homme trouve dans la vie quotidienne de nombreuses occasions d'utiliser ses forces mauvaises : il pourrait alors lancer à l'assaut ses forces positives, mais le plus souvent il les ignore. Bien plus, des encouragements criards, ou sournois, le déchaînent. Il n'existe aucun enseignement du bonheur.

Qu'est-ce qui, dans l'immense majorité des cas, interdit à l'homme tout repos vrai, toute joie franche et sincère ? Qu'est-ce qui l'use mieux qu'une maladie physique chronique, l'abat, le tue socialement avant de le tuer parfois physiquement ?

Ce sont ces *quatre* obstacles au bonheur :

D'abord la vanité. La grande ennemie de l'homme, sournoise, tenace, toujours aux aguets, toujours le poussant vers des sommets inaccessibles, vers de lamentables chutes. Disséquons-la : voici d'abord l'*orgueil démesuré.* Orgueil et vanité sont loin d'être synonymes. Un orgueil mesuré, discret, construit sur des résultats acquis par le travail, est légitime : c'est un encouragement à progresser encore ; c'est aussi un frein vis-à-vis de folles entreprises. La vanité, elle, ne connaît aucun frein et ne possède aucune clairvoyance. Il y a dans la vanité une perte du sens de l'appréciation des valeurs qui est pathologique : bien des vaniteux sont des *déréglés* non seulement psychiques, mais organiques et l'on observe très souvent chez eux des signes de déséquilibre du système vago-sympathique. Les anastomoses psychiques de ce système sont certaines. Ces déréglés psycho-organiques sont des petits anxieux, des nerveux instables, oscillant de la dépression mélancolique à l'excitation psychique.

L'intrication physico-psychique est ici évidente et un certain déséquilibre organique est nécessaire au développement de la vanité. Le premier résultat de la vanité, immédiat, est l'*obnubilation psychique* de l'individu ; un résultat éloigné et fréquent est la *ruine matérielle.*

Ensuite l'entêtement. De même que vanité et orgueil diffèrent, de même entêtement et persévérance ne doivent pas être confondus. A la base de l'entêtement comme à celle de la vanité siège le même défaut : l'absence de discernement.

L'entêtement n'est pas sans volonté, mais il est aveugle et sans mesure, souvent faute de calme physique et moral. Il est sans frein par manque de bon sens ou de bonté ou, parfois, par manque de simple politesse. L'entêtement peut obscurcir le discernement d'un individu au point de lui faire manquer l'occasion qui le relèvera ou l'élèvera.

Chassons avec horreur *la haine,* maladie contagieuse aux hideux symptômes. La haine, cause de laideur et physique et morale pour l'individu ; la haine dont les épidémies sont, pour l'humanité, plus funestes que celles des maladies infectieuses les plus redoutables. La haine n'a même pas le mérite d'être consistante, continue, car le démagogue change ses objets au gré de son caprice ou de ses intérêts. La haine est considérablement *onéreuse :* des millions sont, chaque année, follement gaspillés pour le massacre *de millions d'hommes,* alors que le médecin seul, sans subsides, dans son laboratoire monacal, se penche sur son microscope pour sauver la vie d'*un* homme. Aberration collective au lieu d'un peu de sagesse, d'un peu d'amour qui nous ferait nous serrer tous les uns contre les autres dans cet inconnu qui nous entoure et nous oppresse.

Enfin, *l'atonie,* physique et morale, l'absence de foi dans un idéal, le manque d'enthousiasme, la dérobade devant toute initiative à prendre. Le glissement est insensible et fréquent du laisser-aller physique au laisser-aller moral, puis à l'atonie, puis à la complaisance pour des fautes dont on est le spectateur et dont on sourit, jusqu'au moment où l'individu en devient l'auteur. *L'homme, trop souvent, n'a d'enthousiasme et d'indulgence que pour ses plaisirs et ses passions, où il ne trouve que la lassitude et la maladie, et pas du tout pour les disciplines nécessaires, les contraintes fructueuses qui donnent joie, calme et santé.*

Certes, toute conquête est une lutte et offre des obstacles. Mais la paresse n'est-elle pas le principal de ces obstacles ? L'on objectera qu'il vaut mieux bien souvent rester inactif, que l'enthousiasme peut susciter des entreprises onéreuses. Mais celles que suscitent l'égoïsme et la vanité le sont bien davantage.

2. Savoir réagir

Nous assistons à une curieuse évolution psychologique. Le Français, jadis si épris d'individualisme et de liberté au point d'avoir fait pour ces principes trois révolutions qui ont secoué le monde, est devenu atone, passif, grégaire. L'Inertie est reine. Le refuge dans l'irresponsabilité, facile à constater chaque jour dans les rouages de la vie civile — rouages administratifs par exemple — est un des pénibles signes de notre époque. Tout concourt, dans le monde moderne, à étouffer la personnalité. On dirait que ne pas penser, ne pas prendre d'initiative sont des états reposants.

Nous traversons une période difficile où les obstacles, certes, abondent. Mais une seule thérapeutique s'impose, large, totale, continue : *réagir, en utilisant pratiquement ses forces morales.*

Un second principe s'impose : l'ère de la facilité, de la paresse, de la spéculation est terminée. On ne reverra jamais les conditions magnifiques, mais factices, qui, dans l'après-guerre, ont bercé les hommes d'une façon trompeuse. Nous allons vers *demain,* vers un demain que nous voulons radieux : il faudra lutter.

Nous allons vers un monde nouveau où la seule fortune stable, certaine, sera la santé. Notre rude époque donne toute sa valeur, tout son poids de pensée à cette affirmation que l'on répétait machinalement jusqu'à présent. Avec un corps solide et un sain jugement bien des difficultés seront résolues. La santé permet le plein travail. Le laboureur de La Fontaine a exprimé à ses enfants un conseil précieux :

« Le Père mort, les fils vous retournent le champ,
Deçà, delà, partout ; si bien qu'au bout de l'an
Il en rapporta davantage.
D'argent, point de caché. Mais le père fut sage
De leur montrer avant sa mort
Que le travail est un trésor. »

Règle d'or pour nos temps où sont sapés les principes millénaires de la Morale, où l'Absurde est Roi.

3. Un idéal simple, pratique et facile

Mais *notre époque,* malgré ses laideurs, *a des aspects admirables.* La littérature n'a jamais été plus vivace. Les écoles de musique, de sculpture fleurissent de talents originaux. La science, si elle a trop servi à la destruction de l'homme, a amplifié cependant son domaine et a mis dans les mains de l'homme les fils conducteurs de puissances étonnantes, mystérieuses hier encore. La vaste expansion des moyens de transport élargit nos joies. Il faut lutter contre le sot snobisme (excusez le pléonasme) qui consiste à *dénigrer systématiquement notre époque :* il stérilise notre enthousiasme, neutralise tout envol et, stupidement, nous interdit les merveilles de la vie. A répéter sans cesse que notre époque possède le privilège d'offrir des obstacles insurmontables, on perd ses forces psychiques, on devient un asthénique physique : on est vaincu d'avance. Tout à l'heure nous soulignions que nous mangeons beaucoup trop. *Je pense aussi que nous parlons beaucoup trop.*

Quantités d'êtres sont, *à notre époque, les esclaves du malheur parce qu'ils ne savent pas réagir.* La culture physique et la gymnastique respiratoire leur fourniront la base physique de cette précieuse *faculté :* le nombre est incroyable des individus qui se regardent chaque matin dans leur glace, se plaignant et se considérant comme des *blessés de la vie,* jolie formule romantique qui a le défaut excessif de ne signifier rien.

Ce qui manquerait, peut-être, à notre époque, c'est la carrure, l'envergure. Certes, on trouve des talents, de la finesse, une gentille ironie, une petite autorité localisée : *pas de large souffle.* Ceux qui sauront réagir posséderont la vigueur et la persévérance grâce à leurs forces physiques et psychiques. Ainsi déblayée d'idées fausses, la vie leur apparaîtra *ensoleillée.*

Il faut agir avec optimisme. Il faut vivre dans l'action. On se trompe dangereusement en se réfugiant sous la coquille de la veulerie et de l'irresponsabilité. On présentait un jour à Guizot un avocat qui manifestait beaucoup d'optimisme : *« Vous avez raison, Monsieur, d'être optimiste. Les optimistes sont ceux qui agissent ; les pessimistes les regardent faire. »*

4. Un esprit sain dans un corps sain

Cependant notre époque présente un danger croissant qu'il faut crier : *l'augmentation considérable du nombre des maladies psychiques.*

On n'assiste pas, actuellement, à une amélioration de la santé générale, malgré dispensaires, lois, œuvres diverses inspirées du meilleur esprit. Certes, les maladies infectieuses aiguës ont cédé beaucoup de terrain et l'on n'observe plus, de nos temps, les épidémies massives meurtrières du Moyen Age. Par contre on a le droit d'être inquiet de *l'augmentation considérable des troubles nerveux* occasionnés par la vie moderne, développés par les multiples causes d'intoxications, celles du monde extérieur, celles nées dans notre organisme. Aucun doute n'est permis : ces désordres nerveux sont contagieux. Ils sont la cause de désastres individuels, de drames familiaux parfois atroces, et leurs conséquences sociales sont infinies.

Il faut *réagir. Comment ?* De manière simple et efficace : en voulant atteindre un *idéal. Lequel ?* Celui dont nous ferons la conclusion de cet ouvrage, idéal pratique qu'obtiendra celui qui saura respirer, qui saura réagir, idéal simple, celui des Grecs antiques, souvent cité, rarement cultivé, un des plus beaux qu'un homme puisse atteindre.

Vivre, c'est agir. Vivre, c'est transmettre. La vie est magnifique. Chacun de nous est le maillon d'une chaîne dont il ne saura jamais l'origine et dont il ne verra point la terminaison. Durant les courts instants où nous figurons activement entre nos deux mystères, délectons-nous d'air, pétrissons-nous de lumière, réalisons cet *idéal facile, constant : être un esprit sain dans un corps sain.*

Table des Matières

La composition et l'impression
de cet ouvrage ont été réalisées
par CLERC S.A.
18200 SAINT-AMAND - Tél. : 48-96-41-50
pour le compte des ÉDITIONS DANGLES
18, rue Lavoisier - 45800 ST-JEAN-DE-BRAYE
Dépôt légal Éditeur n° 1672 - Imprimeur n° 4523
Achevé d'imprimer en Février 1991

Dans la même collection :

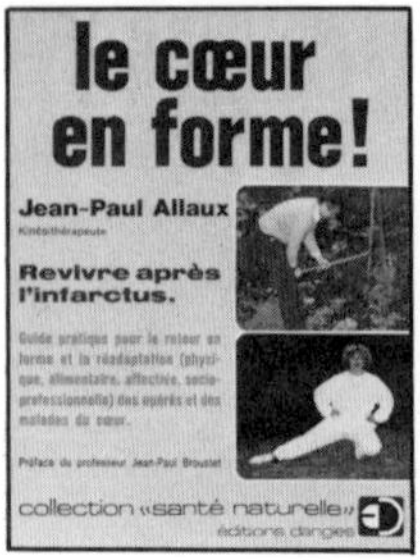

Jean-Paul ALLAUX (kinésithérapeute) :

LE CŒUR EN FORME ! Revivre après l'infarctus. Guide pratique pour le retour en forme et la réadaptation (physique, alimentaire, affective, socioprofessionnelle) des opérés et des malades du cœur.

Format 13,5 × 18 ; 192 pages ; abondamment illustré.

Ce livre s'adresse à beaucoup d'entre nous qui vivons avec ou à côté des maladies du cœur (angine de poitrine, infarctus, pontage, remplacement valvulaire, athérosclérose, hypertension artérielle...). Dans notre société « stressante », ces affections cardio-vasculaires touchent un nombre croissant d'individus, jeunes et moins jeunes, hommes et femmes.
Le but de cet **ouvrage pratique** est la rééducation des « coronariens » (opérés ou non), leur réadaptation à l'effort, leur récupération cardio-vasculaire et circulatoire indispensable à leur retour parfaitement réussi à la vie active. Jean-Paul Allaux, kinésithérapeute spécialisé en rééducation cardio-respiratoire, décrit ici le programme de réadaptation qu'il fait quotidiennement appliquer à ses patients en clinique de cardiologie :
— **Hygiène de vie :** alimentaire, physique, mentale, affective, sociale...
— Programme de **gymnastique spécifique** (respiratoire, échauffement, assouplissement, tonification musculaire...), exercices abondamment illustrés et décrits avec précision.
— **Techniques psychosomatiques** (relaxation, détente, sophrologie, concentration...) pour le repos mais aussi pour la préparation à l'effort.
Cet ensemble, qui a largement fait ses preuves, contribue très efficacement au « retour en forme » des cardiaques. « *J.-P. Allaux sait leur redonner non seulement l'aptitude physique, mais aussi la confiance, le goût de l'effort, la joie de vivre et parfois même une meilleure vie sociale et affective* » (professeur Jean-Paul Broustet).
Voici donc un guide **optimiste, vivifiant, porteur d'espoir.** Les cardiaques sont ici amenés à se prendre eux-mêmes en charge, à fuir une assistance génératrice d'état dépressif qui aggraverait leurs troubles et entraverait leur réinsertion dans la vie normale. Ils reprendront confiance, retrouveront forme, entrain et dynamisme pour mieux vivre... **pour revivre.**

EXTRAIT DE LA TABLE DES MATIÈRES :

Préface du professeur Jean-Paul Broustet.

Première partie : **ANATOMIE ET PHYSIOLOGIE.**
I. **Physiologie cardio-respiratoire et vasculaire** - Connaître notre cœur - Électrocardiogramme - Échocardiogramme - Fonctionnement du cœur - Les poumons - Fonctionnement - Comment utiliser au mieux notre respiration ? - Le diaphragme - La circulation pulmonaire - La grande circulation - Adaptation à l'effort - La maladie coronarienne...
II. **Prendre son corps à cœur** - Age, sexe, hérédité - Les facteurs de risque (tabagisme, hypertension, abus de graisses, cholestérol, obésité, sédentarité, stress, angoisse...) - Conseils alimentaires - Une civilisation en mal d'amour - L'équilibre de vie - Activité physique au travail, au loisir - Énergie demandée par quelques travaux - Quels sports pratiquer ?...

Deuxième partie : **EXERCICES PHYSIQUES.**
Exercices de mise en train, d'assouplissement, respiratoires, de tonification des muscles abdominaux et dorsaux.

Troisième partie : **PSYCHOSOMATIQUE.**
La sophrologie - Relaxation dynamique - Le langage du corps - La concentration - La contemplation - Stimulation respiratoire - La conscience du corps - La conscience des cinq sens - Être...

Glossaire - Bibliographie.

Dans la même collection :

Docteur Marc HUSTACHE

LE SPORT AU NATUREL. Conseils aux sportifs : diététique, compléments alimentaires, dopage « naturel », traumatologie et prévention, médecines douces, secourisme...

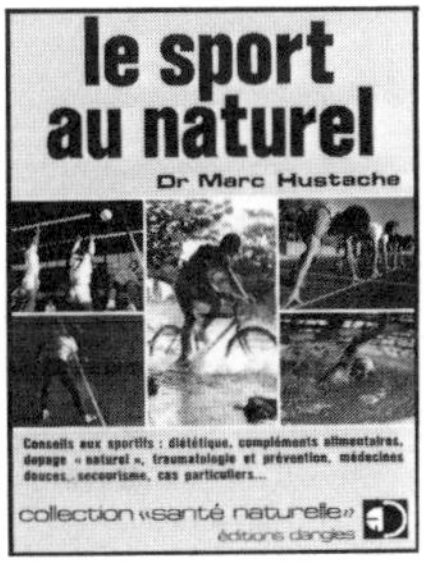

Format 13,5 × 18 ; 168 pages ; illustré.

La pratique d'une activité sportive conduit, un jour ou l'autre, à des problèmes de santé, d'hygiène de vie ou médicaux. Le nombre de consultants sportifs est de plus en plus élevé dans les cabinets de médecine générale.
L'auteur, docteur en médecine ouvert aux « médecines douces », spécialisé en médecine du sport et sportif lui-même (triathlon), répond ici concrètement aux nombreuses questions que se pose tout sportif (du jeune au vétéran, de l'amateur à l'athlète confirmé) et tout entraîneur ou éducateur :

— La **diététique du sport** (que manger avant, pendant et après une épreuve), les compléments alimentaires, le « dopage naturel »...
— Le rôle et l'importance du **mental** ; ce que peut apporter la sophrologie...
— La **traumatologie du sportif** et, surtout, les mesures de **prévention** : claquages, entorses, déchirures musculaires, tendinites, pubalgies... Comment prévenir une crampe, un point de côté ?...
— L'**entraînement**, la reprise sportive, le matériel...
— Le sport dans les différents cas de figure de la vie courante : le sport et l'enfant, les asthmatiques, les scoliotiques, la femme enceinte, les diabétiques, le sport après 40 ans, sports conseillés et déconseillés suivant l'individu...
— L'apport des **médecines naturelles** (homéopathie, phytothérapie, oligothérapie, argile...) en médecine du sport.
— Le **secourisme sportif** : que faire devant un accident ou incident sur un terrain de sport ?

Le sportif — dans n'importe quelle discipline — a besoin d'être conseillé et demande des informations concrètes, tant dans le domaine de sa préparation, de la pathologie que dans la prévention de ses ennuis. Il trouvera ici des réponses précises.

EXTRAIT DE LA TABLE DES MATIÈRES :

Première partie : **DIÉTÉTIQUE, PRÉPARATION BIOLOGIQUE ET PSYCHOLOGIQUE**
Que manger et boire avant, pendant et après une épreuve sportive ? - Rations d'entraînement, percompétitive, de récupération - Supplément protéique - Régime dissocié scandinave - Sélénium, L.carnitine, taurine - Valeur des céréales - Sels minéraux, vitamines, fortifiants - Compléments alimentaires - Le dopage - Tabac et alcool - Le rôle du « mental » - La sophrologie...

Deuxième partie : **BLESSURES MUSCULO-TENDINEUSES**
Claquage, déchirure musculaire (conduite thérapeutique, prévention) - Tendinite, maladie « des insertions », fracture de fatigue (prévention)...

Troisième partie : **ASPECTS PARTICULIERS**
Le sport et l'enfant (sports conseillés, recommandations) - L'enfant asthmatique ou scoliotique - Sport et femme enceinte - Sport et diabète - Au-delà de 40 ans - Comment prévenir une crampe ou un point de côté - Le « pied d'athlète »...

Quatrième partie : **SPORT ET MÉDECINES NATURELLES**
Les apports préventifs et curatifs de l'homéopathie, de la phytothérapie, de l'oligothérapie, de l'argile...

Cinquième partie : **LE SECOURISME SPORTIF**
Principales atteintes de l'appareil locomoteur - Que faire devant un accident ou incident sur un terrain de sport...

Tableaux synoptiques par catégories de sports.

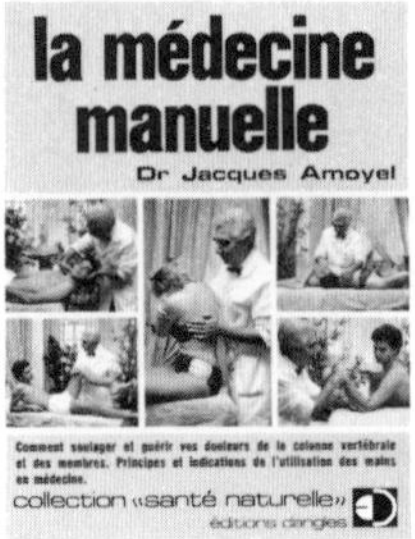

Dans la même collection :

Docteur Jacques AMOYEL

LA MÉDECINE MANUELLE. Principes et indications de l'utilisation des mains en médecine, pour soulager et guérir vos douleurs de la colonne vertébrale et des membres.

Format 13,5 × 18 ; 160 pages ; illustré

La médecine manuelle utilise des **manœuvres de mobilisation passive mais forcée** sur l'appareil ostéo-musculaire du corps humain. Son principe consiste à d'abord définir la lésion articulaire du patient, puis à combiner trois techniques principales :
— le **massage** (pour les perturbations cutanées, musculaires ou ligamentaires) ;
— la **mobilisation articulaire** qui fait exécuter à l'articulation ses propres mouvements normaux ;
— et la **manipulation articulaire** (en rotation ou en traction) qui consiste à porter l'articulation à la limite de ses possibilités dynamiques.
Elle rétablit ainsi l'équilibre anatomique pour soulager immédiatement (dès la première séance), voire guérir définitivement (généralement en 2 ou 3 séances). Son efficacité ne peut plus être mise en doute de nos jours.
Ses **indications thérapeutiques** sont nombreuses ; parmi les principales :
— Au niveau crâne/nuque : céphalées, migraines, tension de la colonne cervicale, cervicalgies, troubles de la statique...
— Au niveau de la colonne vertébrale : torticolis, « coup du lapin », dorsalgies, lombalgies, arthrose...
— Au niveau des membres : douleurs crurales et sciatiques, tendinites, entorses, foulures, claquages, crampes...
— Au niveau des organes : troubles cardio-vasculaires, respiratoires, digestifs, O.R.L., gynécologiques...

EXTRAIT DE LA TABLE DES MATIÈRES :

Première partie : **LA MÉDECINE AUX MAINS NUES.**
I. Histoire de la médecine manuelle.
II. Coups de cœur - Déontologie - Qualification - Sociologie - Avenir...

Deuxième partie : **LA MAIN QUI GUÉRIT.**
III. Les médecines traditionnelles manuelles - Ostéopathie, ostéopathie crânienne, chiropraxie, étiopathie : origines, principes, indications, évolution...
IV. La médecine biomécanique - Éléments d'anatomie - La mécanique du corps...
V. La lésion articulaire - Le grippage articulaire - L'asymétrie - Le réajustement manuel - Le terrain du patient - Les anomalies responsables...
VI. La manipulation vertébrale - Procédés manuels - Types de manipulations - Les différentes techniques (rotation ou traction) - Conduite du traitement - Les résultats - Mécanisme d'action (actions mécanique, réflexe, psychologique) - Incidents possibles - Précautions élémentaires - Contre-indications...

Troisième partie : **LES INDICATIONS DE LA MÉDECINE MANUELLE.**
VII. Les principales indications.
VIII. Quelques exemples de traitements - Région cervicale - Région dorsale et costo-thoracique - Région lombaire et sacrée - Douleurs des membres supérieurs - Douleurs des membres inférieurs - Troubles de la mâchoire - Problèmes viscéraux d'origine articulaire - Spasmophilie...